居家透析知识丛书
JUJIA TOUXI ZHISHI CONGSHU

丛书主编：谭丽萍 王 赟

居家透析

我做主

主编 周梅芳

JUJIA
TOUXI
WO
ZUOZHU

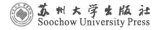
苏州大学出版社
Soochow University Press

图书在版编目（CIP）数据

居家透析我做主 / 周梅芳主编 . —苏州：苏州大学出版社，2023.11

（居家透析知识丛书 / 谭丽萍，王赟主编）

ISBN 978-7-5672-4521-1

Ⅰ.①居… Ⅱ.①周… Ⅲ.①血液透析—基本知识 Ⅳ.① R459.5

中国国家版本馆 CIP 数据核字（2023）第 207137 号

书　　名：**居家透析我做主**

主　　编：周梅芳
责任编辑：沈　琴
装帧设计：吴　钰
插画设计：袁悦靓

出版发行：苏州大学出版社（Soochow University Press）
社　　址：苏州市十梓街 1 号　　　　邮编：215006
网　　址：www.sudapress.com
E－m a i l：sdcbs@suda.edu.cn
印　　装：苏州市古得堡数码印刷有限公司
邮购热线：0512-67480030
销售热线：0512-67481020
网店地址：https://szdxcbs.tmall.com/（天猫旗舰店）

开　　本：700 mm×1 000 mm　1/16　　印张：6　　字数：96 千
版　　次：2023 年 11 月第 1 版
印　　次：2023 年 11 月第 1 次印刷
书　　号：ISBN 978-7-5672-4521-1
定　　价：25.00 元

凡购本社图书发现印装错误，请与本社联系调换。服务热线：0512-67481020

"居家透析知识丛书"
编委会

主　审

施晓松　宋　锴

丛书主编

谭丽萍　王　赟

丛书副主编

姜小梅　王　芸　周梅芳　陈斯霞　潘烨瑾

丛书编委

（按姓氏笔画排序）

马　琴　王　蔚　田凤美　朱义盼　刘鹏程

汤美玲　李　颖　李文文　吴　青　沈明丽

姚　群　顾　丹　顾　莹　钱　鹏　倪　蓉

倪云洁　蔡梅芝

家透析知识储备》《居家透析我做主》《居家透析那些事》《居家透析笑对生活》。这套丛书以一个有着三年居家腹膜透析经验的肾友视角，部分采用问答的形式，运用通俗易懂的语言，图文并茂，生动地讲述肾病来由、透析经历和身边肾友发生的故事。每册书中围绕居家透析主题，对专业的慢性肾脏病知识、透析治疗手段、自我管理方法进行了科学的解读，希望可以帮助终末期肾病肾友做好心理建设，积极面对疾病，逐渐学会与疾病共存，在面临透析抉择时和透析过程中可以从容不迫，建立良好的自我感知，做居家透析的管理者，真正地回归社会。同时，这套丛书可以提高全社会对慢性肾脏病及其防治的知晓度。

这是一套不普通的科普丛书！一来，新冠疫情的冲击改变了民众的工作和生活方式，同样也改变了终末期肾病肾友透析治疗方式的选择，改变了医院透析中心对肾友的随访管理模式，并促使我们酝酿形成了编写一套服务居家透析肾友的科普书的想法。二来，本套丛书编委会成员是苏州大学附属第二医院血液净化专科护士培训基地中长期从事血液净化专科护士培训的护理专家和专科护士。在编写过程中，他们尽最大努力去还原多年的临床诊治护理真实案例，凝结多年的居家腹膜透析培训教育经验，收集众多肾友及其家属的热点关注问题进行内容设计，让读者有更好的阅读体验。

这套丛书内容的整理、撰写和校对得到了医院领导、肾内科同人及出版社的大力支持与专业指导，部分慢性肾脏病肾友也给了我们很多好的意见和建议，在此向持续关注腹膜透析领域、关爱慢性肾脏病肾友的各界人士表示衷心的感谢。

谭丽萍

苏州市护理学会副理事长

苏州大学附属第二医院（核工业总医院）护理部主任

2023 年 10 月

随着社会老龄化、生活方式和环境的变化，终末期肾病（end-stage renal disease, ESRD）正成为全球重大公共卫生问题，具有高发病率、高致残率和高治疗费用等特点。2020 年全球肾脏替代治疗人数已达到 378.1 万人，有研究预测，至 2030 年将有 543.9 万人需要接受肾脏替代治疗。肾脏替代治疗主要包括血液透析和腹膜透析。腹膜透析是治疗终末期肾病的有效手段之一，相较于血液透析具有诸多优势，如可居家治疗、操作简便、能更好地保护残余肾功能、对血流动力学影响小、传染病感染风险低、生存质量较高及治疗费用较低等，已被广大医务人员和肾友所接受。因此，腹膜透析是应对终末期肾病这一重大公共卫生问题的有效策略。

中国是全球腹膜透析治疗人数最多的国家，截至 2021 年年底，来自国家卫生健康委员会全国血液净化病例信息登记系统（Chinese National Renal Data System, CNRDS）的数据显示，我国腹膜透析总人数已达 126 372 人，且每年以 12%～15% 的速度增长。居家腹膜透析以其安全有效、支持远程数据管理、非聚集性、居家便利、心脑血管疾病并发症少和利于回归社会等优势，成为终末期肾病替代治疗的首选。

腹膜透析肾友需要长期进行居家透析治疗，日复一日，年复一年，如何以良好的心态积极应对透析持久战，做自己身体的照护者和管理者，延缓并发症的发生，最终提高生命的质量，亟需医护人员专业而通俗的健康教育指导，在充分尊重肾友的基础上提供更人性化的医疗服务，帮助肾友提升居家透析自我管理能力，展现医护人员仁心仁术。"居家透析知识丛书"正是基于"以患者为中心"的理念而诞生的科普读物。

"居家透析知识丛书"一共有五册，分别是《我选择居家透析》《居

前言 Foreword

>>>

腹膜透析（简称"腹透"）是终末期肾病患者重要的肾脏替代治疗方法，肾友需要腹透来维持生命。患病是不幸的，但随着透析技术的进步和治疗条件的改善，肾友可以在家中自己进行腹透操作，连续透析时间超过20年、30年成为可能，但居家透析过程中肾友需要做好自我管理。如何做好自我管理呢？为此，我们筹划编写了这本《居家透析我做主》，旨在以通俗易懂的语言，结合典型案例向大家讲述居家透析的相关知识。

本书从腹透肾友的视角，讲述了从认识腹透液、学习腹透的相关操作、规律复诊到成为自己的保健师，在医护人员的帮助下认识腹透、接受腹透、学会自我管理，同时结合腹透肾友在透析治疗道路上的所见所闻，积极应对腹透，最终学会自我管理的过程。希望本书能让同样接受腹透治疗的肾友们产生共鸣，帮助他们详细地了解慢性肾脏病和腹透的相关知识，更科学、有效地掌握自我管理的方法，做自己身体健康的责任人，提高腹透质量，减少并发症的发生。

周梅芳

2023 年 10 月

# 目
>>> 录 Contents

一

我的规律透析治疗

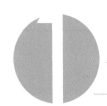

我的腹膜透析液品种

三年前，刚听到我得了"尿毒症"时，犹如晴天霹雳，我一度陷入沉默，为什么是我？那一刻，我觉得自己真的很渺小，那种无力感让我觉得自己就像秋天随风飘落的树叶一样。

"病魔无情人有情"。我感谢医护人员悉心指导、适时开导，家人默默付出、日夜陪伴帮我度过了"空白期"。医护人员根据治疗效果以及我的需求，推荐了适合我的治疗方案——腹膜透析治疗，一种可以居家治疗的透析模式，让我可以居家治疗、重返社会，可以活得有尊严，做一个对自己和家庭、社会都有价值的人。腹膜透析三年，我已经由刚开始的忐忑不安到积极面对、灵活安排治疗与生活，坦然接受腹膜透析是我生活中不可或缺的一部分。腹膜透析液（以下简称"腹透液"）是腹膜透析的重要组成部分，今天我想好好地介绍一下这位默默无闻的朋友。

腹透液的主要作用是：清除体内毒素，排除过多的水分，补充体内需要的物质，平衡体内外紊乱的身体内环境。普普通通的一大包液体是如何发挥作用的呢？每天，人体全身的血液在血管内不停地循环流动。肾友们进行腹膜透析时，先将腹透液通过透析管路注入腹腔，腹膜上的血管这时就浸泡在腹透液中。腹膜是一个"半透膜"，上面有成千上万个小孔。它就像一台过滤机，肾友体内过量的水分和废物、毒素经过腹膜进入腹透液内，随着腹透液的排出被代谢出体外。看似简单的"一进一出"交换的过程却能帮"受伤的肾"分忧解愁，这一过程腹透液功不可没。腹透液在腹腔内通过弥散作用和渗透作用发挥功效。所谓弥散作用，是指溶液中的溶质从浓度高的地方向浓度低的地方运动；渗透作用，是指两种不同浓度的溶液隔着半透膜（允许溶剂分子通过，不允许溶质分子通过的膜），水分子或其他溶剂分子从低浓度的溶液通过半透膜进入高浓度溶液中的现象。

腹透液一般须符合下列要求：①电解质成分及浓度与血浆相似；②渗透压稍微高于血浆；③配方易于调整，以适应不同病情的需要；④高压消毒，无细菌。

根据腹膜透析的基本原理以及腹透液的一般要求，腹透液的主要成分由渗透剂、缓冲剂和电解质组成。腹透液之所以能够发挥弥散和渗透两种作用，跟它的组成成分密不可分。

渗透剂里主要含有葡萄糖（最常见）、多聚体、氨基酸等。腹膜透析时的渗透超滤是通过向腹膜透析液中加入一定量的渗透剂而获得的。理想的渗透剂应符合下列要求：①可产生最大的超滤；②即使延长腹透液的保留时间，也不会丧失其超滤能力；③在最低程度上从腹膜透析液向血液中转移；④对腹腔无毒性作用；⑤该物质转移到血液中，不产生全身性的毒性物质；⑥不在体内蓄积；⑦对机体代谢来说，应尽可能少传递热能；⑧易于制备且廉价。

缓冲剂主要有乳酸盐、醋酸盐、碳酸氢盐等，它的作用是纠正酸中毒并维持体内的酸碱平衡。乳酸盐透析液对腹膜刺激性小，但有肝功能损害者不宜使用；醋酸盐透析液有扩张血管的作用，且对腹膜刺激性大，易引起腹痛；碳酸氢盐透析液需要临时加入碳酸氢盐，以免因发生碳酸钙结晶而堵管或引起化学性腹膜炎。

电解质，腹透液中主要包含钠、镁、钙等微量元素，唯独没有钾，它们的作用是纠正身体内环境中电解质不平衡状态，恢复机体正常的血液电解质浓度。腹透液中不含钾离子，有利于清除体内过多的钾离子，维持血钾浓度，改善肾功能衰竭时最常伴有且非常危险的高钾血症。

接下来，我们细细聊一聊不同渗透剂的腹透液。

（1）葡萄糖腹膜透析液

传统的腹透液以葡萄糖作为渗透剂。至于葡萄糖如何往外抽吸身体内的水分，我想生活中"糖拌西红柿"这道菜最能解释清楚这个问题了。根据葡萄糖在腹透液中的含量，葡萄糖腹膜透析液分为三种：1.5%、2.5%、4.25%，百分比指的就是葡萄糖的浓度。正是因为腹透液中含有较高浓度的糖，使腹透液中的渗透压远远高于血浆渗透压，二者间渗透压差会使血液中的水向腹腔移动，达到清除体内多余水的目的。腹透液停留在腹腔时，葡萄糖可被腹膜上的毛细血管吸收入血液，被人体消耗，腹透液糖浓度也会因此降低，渗透压梯度随之下降。在透析初始阶段，因为渗透压差值超滤达到最大，停留 2~3 小时后腹腔内溶液量达到最大值，此时腹透液渗透压与血浆渗透压达到平衡，此后葡萄糖继续被身体吸收，腹腔内液体逐渐被人体吸收，腹腔内溶液量减少。1.5% 葡萄糖腹膜透析液是腹膜透析治疗中常规用的腹透液。如果需要增加脱水量，可以加用 2.5% 葡萄糖含量的腹膜透析液。4.25% 葡萄糖腹膜透析液是现有腹透液中葡萄糖浓度最高的，除非严重水肿或急性肺水肿，否则尽量避免使用高浓度的腹透液，以免引起过度脱水、血糖增高、血中甘油三酯水平增高。长期使用高浓度的腹透液还容易引起腹膜功能衰竭，影响透析治疗效果。

还记得和我一起听课的肾友张大爷，他着急地问透析卫士陈护士："我眼睛看不清楚上面的数字咋办？"陈护士拿出几袋不同的腹膜透析液，让大家观察有啥区别。细心的我发现管路上拉环的颜色是不同的，1.5% 葡萄糖腹膜透析液的拉环是黄色的，2.5% 葡萄糖腹膜透析液的拉环是绿色的，4.25% 葡萄糖腹膜透析液的拉环是橙色的。陈护士告诉我们，腹透液包装箱的外封条颜色和拉环的颜色是相同的，也可以用来分辨它的浓度。葡萄糖浓度越高，清除水的能力就越强。张大爷还调侃道，这有点像腌萝卜干，糖和盐放得多，萝卜干就脆。以后要是水肿了想多排水，就灌入高浓度的腹膜透析液，这样就能把体内的水都排出来了。陈护士立马纠正了张大爷的观点，能排多少水不是人为可以精准控制的，还得看自己的腹膜功能，2.5% 葡萄糖腹膜透析液是能多排水，但长期使用容易损伤腹膜功能。道理还是同腌萝卜一样，腹膜长期浸泡在高浓度的糖水里，腹膜功能难免会下降。在病房住院期间，我与其他肾友闲聊，发现有肾友将 2.5% 葡萄糖腹膜透析液视为"神药"，也有人视为"禁药"，内心抵触，避之不及。肾友徐大叔每次住院都会带上一罐碧螺春，每次抓一小撮放入杯中，特意将开水凉一会再倒入杯中，看着茶叶沉入杯底，端起杯子凑到鼻前闻一闻，那表情俨然一副被茶香熏醉的模样。据说，每年碧螺春上市，徐大叔都会因为喝茶过度引起水肿而住院。今年却是个例外。徐大叔反复水肿住院，意识到 2.5% 葡萄糖腹膜透析液是个"神器"，于是他在家也会利用 2.5% 葡萄糖腹膜透析液进行脱水，这样既能做到品茶自由，又能不被水肿所困，岂不妙哉？然而好景不长，徐大叔还是由于水肿住进了医院。后来医生告诉徐大叔，他长期频繁使用 2.5% 葡萄糖腹膜透析液，导致腹膜功能衰竭，就是腹膜工作能力下降了，腹膜透析排出的水越来越少，"神器"再也派不上用场了。

肾友小马，全身水肿，下肢皮肤光亮，一入院医生就建议使用 2.5% 葡萄糖腹膜透析液脱水治疗，可当透析卫士将 2.5% 葡萄糖腹膜透析液放入他腹腔后，小马就头晕、四肢发软、胸闷，浑身不自在。透析卫士详细了解后才知道小马因为 1 型糖尿病，内心无比担心 2.5% 葡萄糖腹膜透析液会引起自己血糖升高，再加上害怕自己年纪轻轻使用 2.5% 葡萄糖腹膜透析液让腹膜功能使用年限缩短，这才出现了以上症状。透析卫士劝慰小马，水肿期间肉眼仅仅看到胳膊和腿会肿胀起来，其实心脏、肺、胃肠道也都泡在水里，全身积水的危害远远超过血糖增高的危害。一袋 2.5% 葡萄糖腹膜透析液只比 1.5% 葡萄糖腹膜透析液多 18 g 葡萄糖，即使 1 天 4 袋葡萄糖腹膜透析液都从 1.5% 改到 2.5%，也就是多 72 g，相当于 1 两半（1 两 =50 g）的主食，只需要增加几个单位胰岛素就能解决。小马听了透析卫士的解释，内心似乎不那么抵触了，决定尝试着使用 2.5% 葡萄糖腹膜透析液，使用时居然一点不舒服的感觉都没有了，看来小马是对 2.5% 葡萄糖腹膜透析液认识不足，内心暗示自己要远离它，才出现各种不适。如果你看了这些肾友的故事，还对不同浓度的葡萄糖腹膜透析液有困惑，那么可以就近咨询医院腹膜透析中心的医护人员，听听他们合理的建议。

（2）氨基酸腹膜透析液

在腹透液中加入氨基酸作为渗透剂，虽然氨基酸分子量比葡萄糖分子量小，但其吸收速度不比葡萄糖快。在腹透液中加入氨基酸并不在于提高渗透压以加强超滤，而在于它可以补充随腹透液丢失的氨基酸，减少葡萄糖的吸收，改善肾友的氨基酸代谢及营养问题。但需要注意使用氨基酸腹透液有加重代谢性酸中毒的倾向，氨基酸维持超滤时间短，不适合长时间留腹。当然，具体使用何种腹透液要医生综合评估确定，不可盲目选择。

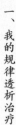
（3）葡聚糖腹膜透析液

葡聚糖腹膜透析液与含葡萄糖的腹膜透析液相比，其主要优点是超滤作用持久而不引起高血糖血症。目前临床上应用较多的是艾考糊精腹膜透析液。艾考糊精腹膜透析液是以 7.5% 艾考糊精作为渗透剂，由不同分子量的葡萄糖聚合体组成的等渗混合物。前面提到，葡萄糖在腹腔里久了会被身体吸收，抽吸体内水分的能力会下降，而葡萄糖聚合体溶液在腹内留 8～12 小时后产生同样的超滤作用。艾考糊精是从玉米淀粉水解来的葡萄糖聚合物，基本不被腹膜吸收，可以持续发挥抽吸水分的能力，长达 10～16 小时，因为不含葡萄糖，所以对血糖和血脂的影响较小。它适用于腹膜超滤功能衰竭、腹膜功能为高平均转运或高转运、糖尿病、容量负荷较重等情况。艾考糊精腹膜透析液不光是水分清除更持久、更强大，它还给肾友配发了"小福利"，能更好地清除中大分子的尿毒症毒素。既然效果这么好，以后是不是可以把腹透液都换成它呢？从透析卫士那里得知：不可以！因为艾考糊精的代谢产物，包括葡萄糖也会少量吸收入血，还会引起相应物质的蓄积，对人体有一定的影响。虽然 1 袋艾考糊精腹膜透析液不能代替其他腹透液，但是因它长时间留腹，还具备较好的超滤效果，所以很受一些肾友喜欢。也有一些肾友可能会问："既然艾考糊精脱水效果好，是不是可以 1 天只做 1 次透析？"要知道腹膜透析的目的不光是排水，还有排毒，保持身体的各种指标稳定，我们不能因为脱水增多了，就给自己做减法，减少透析次数。还有一部分肾友憧憬着生活能有所改变，以往不敢出门旅游，顾忌腹透液留腹时间太长引起超滤减少、旅途操作不便等麻烦，现在由于艾考糊精的应用，这些麻烦都迎刃而解了。艾考糊精虽然脱水比较厉害，但不是每个人都能用的。因此，目前医生会综合肾友的具体情况，主要根据残余肾功能、腹膜清除水分和毒素的特性，确定是否适合使用。如果适合使用，则推荐每天用 1 袋艾考糊精腹膜透析液，搭配其他葡萄糖腹透液使用。

用艾考糊精透析的时候需要注意些什么呢？应用艾考糊精透析，肾友们首先要注意血压、出入量的变化，切忌顾此失彼，光顾着脱水治疗而忽略了脱水过程中血压下降的趋势，需要动态评估，及时调整透析方案。其次，应用艾考糊精透析可能干扰某些血糖监测的结果，出现血糖测量值假性升高，所以需要使用合适的血糖仪及试纸进行监测。此外，个别肾友可能出现过敏，如皮肤剥脱、全身出现皮疹等问题，应及时停止使用并与医生沟通，调整腹透液。糖尿病肾友使用葡萄糖腹透液时，由于糖分被吸收，常需要增加额外的胰岛素。因此，从葡萄糖腹膜透析液转换成艾考糊精腹膜透析液时，需要重新调整胰岛素用量。

我们再来聊一聊不同钙离子浓度的腹透液。

腹透液因其含有钙离子浓度的不同，又可分为"低钙"腹膜透析液和普通腹膜透析液，从包装上可以看出两者的区别。普通腹膜透析液的钙浓度是 1.75 mmol/L 左右，"低钙"腹膜透析液的钙浓度是 1.25 mmol/L 左右。每次随访听到其他肾友谈及自己需要的腹透液，似乎都是"低钙"腹膜透析液。关于"低钙"腹膜透析液，我还闹过一次乌龙。新置管期间，医生让我出院带的是普通腹膜透析液，说我蛋白低还低钙，还开了碳酸钙和骨化三醇，纠正低钙血症，治疗肾性骨病。一个月之后，血钙有所纠正，但是刚到达标线 2.2 mmol/L；营养这方面还继续遵循着未透析之前的严格控制蛋白摄入和保护残余肾功能的原则，蛋白指标依旧徘徊在 25 g/L，可是出院的时候医生给我开了"低钙"腹膜透析液，结账窗口登记的时候，药房工作人员发现我腹膜透析液种类改变，再三跟我确认。我心想这些医生也太马虎了，我这血钙一直低，还补着钙呢，怎么就让我使用"低钙"腹膜透析液了呢？我又返回腹膜透析中心，冯医生看我满脸担忧，宽慰道："初发尿毒症，很多人是低钙高磷、低蛋白血症的状态，随着规律透析之后这些异常指标会慢慢得到纠正。你的血钙其实不低，当白蛋白低于 40 g/L 时，通过检查得到的血钙值并不是真正的血钙值，而是需要通过计算校正的。血钙主要包括白蛋白结合的钙和血里游离的钙，你可以理解为被绑住的钙和自由的钙。自由钙占实际总钙的一半左右。血清白蛋白低的时候，被绑住的钙会假性降低，所以测量的钙也会假性降低。"冯医生又在纸上计算了一下，说："通过计算，你的血钙是 2.5 mmol/L 左右，其中自由钙是 1.25 mmol/L，而透析肾友的血钙最好在 2.4 mmol/L 以下，其中自由钙是 1.2 mmol/L，所以你的血钙尽管在正常范围内，但自由钙却是偏高的。虽然调整钙片剂量，但你用的磷结合剂是碳酸钙，再加上骨化三醇促进肠道里面钙吸收，后期低蛋白血症纠正，血钙会上升，所以长期而言需要更换成'低钙'腹膜透析液，甚至还要建议你更换成非含钙的磷结合剂呢。"哦，原来还有这些学问，我恍然大悟，笑着对冯医生说："我明白了，后面如果需要更换磷结合剂，我肯定配合。"自从那次乌龙事件之后，门诊上看到跟我一样困惑的肾友，我都会劝他们听医生的。

今天，我把我的"好朋友"介绍给大家，大家是不是对腹膜透析液有了更深的了解呢？

我的居家腹膜透析"处方"

晚风轻拂让人醉。我拿起手机，看着热闹的"腹透家园"，大家你一言我一语咨询医生自动腹膜透析机治疗的相关问题，我陷入了深深的回忆之中。

（1）新腹膜透析置管手术后过渡期"处方"

那天，术后透析卫士抱着一袋腹膜透析液给我冲洗腹腔，我看着那一整袋水陷入了恐慌，暗自思索：这么多水要全部放到肚子里，我的肚子能装得下吗？一天要做几袋？我还能工作吗？

"沈先生，现在给您进行腹膜透析冲洗，您刚手术后返回病室，腹腔内血管有轻微的受损，可能会有出血现象，所以我拿的腹膜透析液的温度会比您的体温低一些，这样能让血管冷缩促进止血。如果灌入冷的腹膜透析液让您有不舒服的感受，要及时反馈给我哦。另外，通过手术，腹透管导管末端放置在膀胱直肠窝处，所以腹膜透析液灌入的时候您会有想解小便或解大便的错觉，但实际并没有尿液或大便解出，是腹膜透析液对膀胱和直肠的压力增加而导致的。"透析卫士向我解释道。

果不其然，透析卫士打开短管开关后，我的小腹开始微微发胀，便意越来越浓。我深吸一口气，透析卫士麻利地切换着夹子开关，腹透液缓缓地引流出来，便意也跟着消失了。"护士，我回家后要这样冲洗几次？"

"您回家后，不是这样冲洗。出院前医生会为您制订好治疗方案。这会儿还不算腹膜透析治疗方案，您的伤口还没有拆线，腹膜透析液冲洗或者少量留腹都只是让您尽快适应腹膜透析治疗而已。太早大剂量灌入会影响手术伤口的愈合。您看，就算现在冲洗我们也是分几次进行的。大概3

天后会少量灌入腹腔内留存一段时间，根据您的适应情况逐渐增加灌入量并延长留腹时间，10 天左右拆线后才逐步过渡到正常的透析状态。"透析卫士好似看出了我的疑虑，一步步解释道。

"这会儿还没有开始透析啊！那我以后透析会定什么方案呢？每天都整袋做吗？一天做几袋？"我迫切地想知道后续的治疗情况。

"病来如山倒，病去如抽丝。不要着急，安心养病，配合好我们医生，因为各人有差异，不同的阶段，每个人的治疗方案会进行动态的调整，调整的依据是您的腹膜平衡试验结果、残余肾功能、尿量的情况、水肿的情况、血压的情况、家庭生活情况以及个人意愿需求等，最终制订个体化的透析处方。"透析卫士很有耐心地回答我。

"还能根据个人的需求和意愿？"我诧异地问，"透析处方还能让我选择吗？"

"当然可以啊！根据您提供的个人信息，您应该还是会重返社会的，而且您目前每日尿量有 1 000 mL 左右，可供您选择的方式有手动交换的持续不卧床腹膜透析（CAPD）模式或者自动化腹膜透析（APD）模式。不管是 CAPD 模式还是 APD 模式，后期返回家中后的处方内容包括：①腹膜透析液每次留腹量；②每次留腹时间；③每天交换频率；④腹透液浓度。"

"那是不是这个处方定了就不用改变了？"

"处方是否适合是需要定期评估的。如果说后期您出现了电解质紊乱、水肿、尿量减少、超滤减少、超滤增加、营养不良、血压不稳等情况，说明以前的透析处方不适合了，您都应该及时来医院，医生会根据您的情况重新制订透析处方。"

"小伙子，我每次灌进去 2 000 mL 腹透液，每天灌入 4 袋，白天每次留置时间 4 小时，夜间留置时间大概为 10 小时。但是，之前一个年轻又瘦小的小姑娘每天只要做 2 次？"一位大伯笑嘻嘻地走进来。

"王大伯，您的治疗方案是目前最常用的治疗模式，称为持续不卧床腹膜透析（CAPD 模式）。那个小姑娘肌酐水平不高，人比较瘦小，还有残余肾功能，所以每天灌入的腹透液不需要那么多。"透析卫士答复，"每袋透析液留腹的时间会根据每个人腹膜转运的特性而定，兼顾水分和毒素的排出效果，一般情况下留腹 4 小时比较合适。"

"如果经济条件允许的话，可以选择自动化腹膜透析（APD）模式，一般是晚上进行治疗，白天正常工作、学习或者参加社交活动，这样既提高了生活质量，又为社会和家庭减轻了负担。"透析卫士继续回答。下面我们一起了解一下自动化腹膜透析（APD）的常识吧。

（2）自动化腹膜透析

自动化腹膜透析（APD），自动化不就是机器按照规定的程序或者指令自动操作的过程嘛，这样可以彻底解放双手。APD并不是个新鲜事物，在欧美等国家应用非常广泛，美国、加拿大、澳大利亚、英国等国家使用率超过60%；在国内，由于各种原因，目前使用率不足1.9%。APD优点很多，可以解决很多实际问题。

① 减少换液次数，降低腹膜炎风险。

腹膜透析每天需要3～4袋腹透液，一些肾友由于身材高大，新陈代谢产物较多，可能需要换液5次，甚至更多。频繁的换液操作，无疑增加发生腹膜透析相关腹膜炎的概率。为了避免接触性污染，每一次换液，肾友慎之又慎。APD则解放了双手，通常晚上连接一次管路，剩下的换液任务都可以交给腹膜透析机完成，腹膜透析治疗就这样在睡梦中不知不觉完成了。手工换液次数减少，反复连接、分离的操作减少，手工操作碰触外源性细菌污染的风险也就降低了。

② 降低腹内压力，灵活调整方案。

经常会有肾友反馈，一袋2 000 mL的腹透液灌到肚子里，白天觉得胀胀的，有时候凑巧到饭点感觉饭量都会明显减少，总感觉有东西顶着胃，吃不下食物。夜里躺平了却浑然不觉，这是因为夜间躺平后全身肌肉放松，腹透液对腹壁的压力分散所致。APD夜间操作可以利用这一特性灵活改动方案，诸如每次灌入量可以适当增加，从而增加透析量，还可以避免日间活动中增加腹腔压力、发生疝气和渗漏等问题。

③ 降低治疗负担，提高生活质量。

天天手工换液，到点就被捆住，这样的生活谁不烦恼？不论是退休一族还是上班一族，每天坚持总会有倦怠感。而APD使用者除双手得到解放外，夜间睡眠也能得到保证，闲暇时间还能出去转转、散散心，让人好不羡慕，真正降低了治疗负担，提高了生活质量。

（3）我选择的方案

出院后，考虑到经济情况，我选择了手工治疗，白天每隔4小时做1次，一共3次。毕竟后期如果有机会换肾，需要大笔资金。自从住院手术置管，就感觉做了一场好长好长的梦一样，生活规律被破坏，计划被打乱。回家后自己进行腹膜透析操作，几天接触下来，腹膜透析换液1次需要20～30分钟，我似乎又恢复往日的规律生活，只是比以往多了一些步骤。然而忙碌而紧凑的工作会让我不能准时进行腹膜透析换液。我特意向透析卫士请教能否改成晚上进行换液操作，不至于因为工作而耽误换液。在透析卫士的指导下，初定方案透析时间调整至下班到次晨上班前这段时间。我试着一下班就开始进行腹膜透析，然而现实中当闹钟响起，我从睡梦中醒来，起身洗手、戴口罩、加热腹透液、连接……一整套操作流程下来，腹膜透析治疗是完成了，但是睡意全无，即使好不容易迷迷糊糊入睡，又得起床上班了。夜间进行腹膜透析治疗是不被工作打扰，可严重影响睡眠，导致第二天工作无精打采不在状态，还有可能因为夜间光线不足，连接管道仓促，极易污染管道导致感染。难道我的生活从此就是这样黯淡无光，工作日勉强应付工作和透析，周末恶补睡眠了吗？何时才能像正常家庭那样，周末闲暇时光，约两三亲朋好友出去走走，拥抱大自然，呼吸新鲜空气？这么简单的生活也是一种奢望，毕竟天天要透析，按时按点做，完全把人困住了，一天也不得歇！随访中，透析卫士见我唉声叹气，主动关心道："看你的指标都还不错，还有哪里让你不舒服的呢？"

"哎，感觉自己生活是灰色的，一天到晚工作、透析、睡觉，想出去踏青也被透析困扰着。"透析卫士笑呵呵地说："你想出去玩？你的尿量和残余肾功能还不错，偶尔休息1天不透析是可以的。"我瞪大眼睛，张大嘴巴，难以置信地看着她。"真的吗？我出去玩可以不透析？""嗯，根据你的残余肾功能估算，平时每天3袋透析，末袋放空，偶尔1周休息1天应该没有关系。出去玩的时候要注意不要吃得太咸，否则会导致水分在身体内蓄积过多而引起水肿。"我的内心抑制不住地兴奋，只要让我偶尔出去放放风就行，吃得"艰苦"一些也无所谓。我瞬间觉得生活又变得色彩斑斓起来。接下来的周末，我就迫不及待地和妻子约上两三好友，开着车，带上帐篷去太湖边感受阳光，感受大自然。一天的惬意生活让工作、透析带来的疲惫感烟消云散，感觉自己又满血复活。

和我同时手术的肾友一开始就选择了 APD，白天正常上班，晚上进行换液操作。方案由医生制订后远程发送给他，睡前将腹透液管路与机器相连，设定好程序，在睡觉的时候机器自动进行液体的灌入和引流；早晨治疗完毕，将机器与腹透管分离，洗漱、吃完早饭定心上班，完全不影响工作和生活，同事根本看不出他是个病人。

有时候跟这位"战友"闲聊，明显感受到他的心满意足，真羡慕他使用腹膜透析机，机器替代手工治疗，让他有了更多时间工作、接受教育和社交，让腹膜透析治疗与回归社会之间形成了良性循环。腹膜透析机不仅对上班族很友好，对儿童、学生、大体形或小体形肾友、高转运或高平均转运腹膜特性的肾友（腹膜转运特性需根据在医院进行的腹膜平衡试验结果所得）、无尿的肾友、需要帮助的老年肾友也很适用。我国人口老龄化不断提速，子女、配偶仍然是老年人最主要的照顾者，子女作为家里的顶梁柱，压根儿不敢停下努力的脚步，老伴也要发挥余热替子女分担家务、带小孩，哪怕身体亮起红灯也要硬撑着，再加上每天忙不停地辅助透析无疑是雪上加霜。此时一台腹膜透析机的出现犹如雪中送炭，可解决燃眉之急。

我从透析卫士那里了解到，APD 治疗有多种模式：持续循环腹膜透析（CCPD）、间歇性腹膜透析（IPD）、夜间间歇性腹膜透析（NIPD）、潮式腹膜透析（TPD）和日间非卧床腹膜透析（DAPD）。选择何种治疗模式，需要医生根据每个人的情况而定。治疗过程中如有特殊情况，需要及时向医生报告，在医生的指导下进行调整。

持续循环腹膜透析是夜间 APD 治疗、日间腹透液持续留腹的 APD 治疗模式，它的效果类似持续不卧床腹膜透析，主要适用于需要他人帮助的腹膜透析患者（如儿童、盲人、老人）、白天须进行工作的患者、不能耐受高腹腔压力的患者，以及追求高品质生活的患者。

夜间间歇性腹膜透析也是利用自动化腹膜透析机在夜间进行，通常每次腹腔内灌入 1～2 L，留腹 1～2 h，持续治疗 8～12 h，每周 7 个透析日，是 APD 常用的治疗模式，适用于做持续不卧床腹膜透析颅内压增高，出现疝气、腰背疼、腹膜透析管口周围渗漏，以及残余肾功能较好、腹膜为高转运或高平均转运的患者。该模式对中分子毒素清除效果相对较差。

潮式腹膜透析指在透析开始时，向患者腹腔内灌入一定容量的腹透液留腹后，只引出腹腔内部分腹透液，并用新鲜腹透液替换，这样使得腹腔内腹膜始终与腹透液接触，直到透析治疗结束后再将所有的液体引流出来。对于进入和引流腹膜透析液感到疼痛及导管引流不畅的患者，首选潮式腹膜透析。

一句话，如果肾友们条件允许，还是比较推荐使用机器治疗，因为 APD 具有更灵活、更便捷、感染风险降低、生活质量高等优点，肾友可以在专业腹膜透析医护人员的指导下，根据自身的学习、工作或生活需求，制订适合自己的个性化 APD 治疗方案。

人的躯体会逐步衰老，但精神万万不可崩溃。我知道生命的长短有其自然规律，但我们能掌握的是我们的生活质量。腹膜透析的优势就是能得到较好的生活质量，不影响工作、生活和娱乐，腹膜透析方案可以根据肾友的需求微调。即便每天需要透析，也鼓励肾友外出，但外出期间进行腹膜透析换液时一定要做好消毒清洁，确保换液空间安全卫生。

希望所有肾友可以笑对人生，享受生命的每一分钟。

我的居家腹膜透析"私人空间"

所谓"私人空间",其实对肾友而言就是一个小小的空间,它要求简单,只要清洁干燥、光线充足,最好有窗户能通风。为了这一片"私人空间",有人不惜大动土木,重新装修做隔断,还有人花重金买一个所谓的"清洁舱"放在房间里当"屋中舱",其实完全没有必要,量力而行,能"专屋专用"最好,没有的话,书房、卧室也可以。只需要按透析卫士的要求做好清洁消毒,避免让小孩、宠物等不可控因素进入房间,就可以满足腹膜透析换液的要求。

首先,我们聊一聊为什么不需要选"清洁舱"。"清洁舱"材质不便拆卸清洗,使用久了不清洁会滋生细菌。在狭小的空间里除堆放桌椅,还要摆放腹透液、透析用品,操作时触碰各种物品的风险高,大大增加污染的概率。另外,狭小的空间里空气不流通,更会让人产生憋闷感,让部分肾友不自觉摘下口罩,有些商家还增加风扇等噱头,更是腹膜透析换液过程中的禁忌。

我们再聊一聊"私人空间"的物品。如果是手动操作,物品会相对多一些,主要包括:紫外线灯、恒温包(箱)、能放置物品的桌子、凳子(注意不要选择过矮的凳子,如家中餐椅高度最佳)、输液架(主要用于悬挂腹透液)、电子秤、纸巾、免洗手消毒液和透析操作用品(蓝夹子、碘伏帽和盆子)。空间里的灯要求明亮,方便清晰观察腹透液的颜色。关于空间布局,这些物品的摆放没有原则性规定,只要方便取用、整齐就行。

如果是使用自动化腹膜透析机,物品会相对少一些,不需要悬挂腹透液的输液架、恒温箱、电子秤,因为机器上自带加热温控装置和电子秤,腹透液放在机器上便可自行加热。如果对自己的空间布局不放心,大家可以拍照让透析卫士把把关。透析卫士不建议装隔帘，还要求经常清洗窗帘，操作前 15 分钟避免拉动窗帘，防止灰尘运动，增加感染风险。那么，这些物品具体是做什么用的呢？使用过程中又有哪些注意事项呢？我们一起来详细说一说。

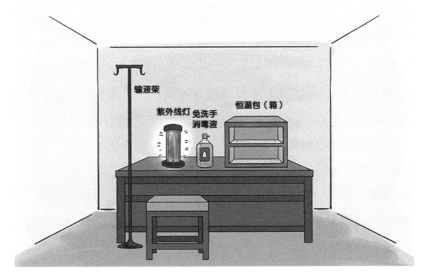

"私人空间"

　　紫外线灯，主要是对房间家具、生活用品表面以及空气进行消毒，从而降低环境不洁带来的腹膜透析操作相关感染的风险。紫外线能够破坏微生物细胞的 DNA 和 RNA，使他们迅速死亡或不繁殖后代。每次消毒要照射至少 30 分钟，让空气中漂浮的细菌和病毒死光光。选择紫外线灯，首先看功率。建议选择大于等于 1.5 W/m^3 的紫外线灯。比如 10 m^2 左右的屋子可以选择 30～40 W 的紫外线灯。其次，用灯看期限，根据紫外线灯的有效期说明，一般使用时长 1 000 小时，如果每天早晚消毒半小时，3 年就需要更换灯管了。最后，指示卡上照射值大于等于 70 μW/cm^2 就表示灯是合格的。需要注意的是，灯管要定期用酒精纱布或湿巾擦拭，不然灯管上的灰尘也会让消毒效果大打折扣。使用的过程还有两个注意事项：①紫外线灯照射需要从开启后 5～7 分钟开始计时，因为这时灯可以达到稳定的功率，只有紫外线灯强度稳定，消毒杀菌的效果才有保障。②紫外线对人的皮肤和眼角膜有伤害，可能会引起皮肤红肿、疼痛、眼睛流泪甚至视力下降，所以打开紫外线灯后要尽快离开房间，关好房门。紫外线灯消毒在特殊时期，诸如伤风感冒、频繁打喷嚏，或者梅雨季湿度大的时候，可以增加频次。

恒温包——加热装置，用来加热腹膜透析液。一般将腹透液加热到接近人体温度（37 ℃），这样可以减少因腹透液温度过低导致的腹部不适。经常会有人疑惑，夏天常温的腹透液似乎也能接受，是不是不需要使用恒温包了？请教了透析卫士才知道，不能。腹膜透析是腹腔内腹透液和腹膜毛细血管进行水分、毒素和葡萄糖交换的过程，如果使用的腹透液温度低于人体温度，毛细血管遇冷会收缩，微小血管容易狭窄，影响有效交换面积，从而影响透析效果。那是不是温度高一点就会让毛细血管更舒张一些，排毒效果更好呢？答案显然是"不是"。记得门诊上有一位老伯，还跟旁边的肾友分享自己的"成果"，冬天将腹透液加热到 40 ℃，温度恰到好处，还取代了热水袋的功效，一举两得。透析卫士吓得赶紧停下手中的工作，开始对那位老伯进行教育，长期使用温度过高的腹透液容易损伤腹膜，得不偿失。至于恒温包的款式，市面上款式众多，可以根据自身需求选择，按照说明书使用即可，尽量提前加热并使用保温功能，不至于需要换液的时候仓促不已。如果恒温包罢工，应急情况下可以用其他干热法加热腹透液，绝对不能自作聪明用湿热法。所谓湿热法，就是将腹透液泡在热水里浸泡加热或使用蒸笼热气加热。万一腹透液袋有漏口，湿热法加热就会污染腹透液，而且拿着湿漉漉的腹透液袋，也发现不了漏液了。干热法是相对湿热法而言的，需要用像恒温箱、电热毯、热水袋等将腹透液加热到人体温度（37 ℃），这种方法加热均匀且不易造成污染。

至于免洗手消毒液，别看它小，却哪都少不了它，但不能取代操作开始前的流动水洗手。操作前的"七步洗手法"，透析卫士教要点的时候堪比幼儿园老师，手把手，边念口诀"内、外、夹、弓、大、立、腕"边示范，最后还很贴心地发了张图片，让大家拿回家贴到水龙头边上。我家洗漱台边上就贴着这张图。洗手后尽量不要碰触非透析物品，但是经常会所有东西准备好之后才发现腹透管忘记从腹带中掏出，尤其是冬天，有些老年人里三层外三层地扒开衣服，手接触了皮屑，接触了衣物，此时用免洗手消毒液进行洗手简便快捷、安全有效。透析卫士反复强调，连接和分离的时候是整个操作的关键点，为保证手的卫生，必要时可用免洗手消毒液加强洗手效果。等待引流、灌入的过程相对时间比较长，这个过程中手很有可能接触到非透析物品，免洗手消毒液强化洗手还是很有必要的。

其他小物品诸如蓝夹子、洗澡贴膜、无菌棉签等存放时只要保持干燥、清洁，方便易取就行。蓝夹子属于一次性塑料物品，脆性比较大，尤其是冬天，肾友们可以多添置几个备用。无菌棉签建议购买小包装的，毕竟若一次没有用完，封存不紧密就会被污染，扔掉又觉得可惜。洗澡贴膜，其实就是一张带黏胶的透明贴，操作非常简单，如果从里向外平贴，粘贴得会更严实一些，那样淋浴的时候水珠就不会渗进去，免去不少麻烦。还有一种"人工肛门袋"也可作为洗澡时腹透管保护袋，洗澡的时候将腹膜透析短管装入一次性肛门袋，撕开背胶，将肛门袋粘贴在腹膜透析管周围皮肤上，使之密封即可。撕开背胶前建议用剪刀先将环状背胶剪一个开口，避免贴到皮肤上再操作。据说有一位肾友粘贴的时候没有做好准备工作，剪刀误剪了短管，一剪刀下去，腹膜透析管被硬生生地剪为两半，他肠子都悔青了。

现在还有将这些零散小物品集于一体、优化并具有远程数据上传的机器——一体式腹膜透析仪。不得不感慨科学技术发展的力量啊，感觉这正是顺应我们肾友的需求而诞生的机器。

集收纳、消毒、加热、称量等功能为一体的这种机器，为持续性不卧床腹膜透析治疗肾友提供了便捷智能的腹膜透析治疗体验，实现量身定制的一体化解决方案。它拥有五大功能。

（1）全面消毒、安心透析

在机器的顶端安置了拥有长达五年使用寿命的紫外线消毒灯，肾友无须额外准备消毒工具。在灯管架的一端人性化地延伸出一个拉钩，方便悬挂腹透液。

（2）轻巧设计、节省空间

储存抽屉，腹膜透析过程需要的小配件轻松收纳，告别收纳烦琐，东西杂乱。

（3）全程称重、清晰在握

在机器的底部配有称重盘，可以实时记录引流液重量，帮助肾友监控每次腹膜透析引流情况并汇总超滤量。

（4）智能终端、精准记录

实时记录腹膜透析过程的数据，自动传输至云端，方便医护人员实时关注肾友透析情况，解决肾友数据记录困难，授权医生可实时查看治疗数据，掌握肾友的透析状况。

（5）智能加热、温暖透析

机器可以自动智能开启加热功能，解决肾友需每次提前加热的烦恼。感兴趣的肾友可以扫码学习，了解一下科技带来的便利。

扫码观看操作视频

"私人空间"的基本配置就是这些，但是对于这个空间整体使用的要求，还经常能听到肾友们的抱怨。每一位刚开始腹膜透析的肾友都经历过谨小慎微的开始，尤其是透析卫士强调"腹膜透析消毒和操作时须关好门窗"，有肾友觉得，全天紧闭门窗的话，安全系数想必很高。我就是这一类人。日常在卧室换液，除了必要的进出，卧室的房门都是关着的，窗户也是 24 小时关闭。时间一长，我渐渐地觉得一进卧室就憋气，浑身不自在。房间除了紫外线灯"炙烤"的味道，还有浓浓又刺鼻的 84 消毒液味道，真想放弃这些坚持！妻子看到我的沮丧，又怕我误会她嫌弃在卧室进行腹膜透析换液操作，偷偷地咨询了透析卫士："陈护士，请教一个问题，如果卧室平时开门开窗，会有感染的风险吗？""非操作期间开门开窗是必要的，只要周围环境不是严重污染、尘土飞扬的那种，我们鼓励经常开窗通风。开窗通风效果不亚于空气消毒！"妻子又将我"自苦"的方式反馈给腹透卫士，她惊叹我这一行为实在是过犹不及。妻子哭笑不得，拨通了腹膜透析中心的电话，和我一起好好地向透析卫士请教了门窗开和关的学问。原来，腹膜透析消毒和操作时关闭门窗的目的是使一定空间内的空气粉尘流通减少，使空气消毒的效率提高，并使操作时的空气洁净程度维持在较高水平。另外需要强调的是，操作期间还要避免空气中粉尘流通增加的因素，如开空调、使用风扇、抖动被褥或者窗帘等。然而，空气质量不仅包括空气的洁净程度，还包括其温度、湿度、新鲜度。只有这些条件都合适了，人体才会健康舒服，因此在非消毒及腹膜透析操作时，我们应该每日定时开窗、开门，通通风，促进新鲜空气的流通。

最后友情提醒，这个空间谢绝宠物们"造访"。动物们身上都携带着各种细菌，特别是猫狗等有毛动物容易掉毛，容易产生卫生问题。再者，宠物猫狗在特殊时期容易咬人，被宠物咬伤的肾友还要纠结疫苗使用的适用性。如果没有宠物困扰，有一部分肾友要谨防家中小宝贝们的"杀伤力"，尽量让小宝贝们不要进入这个空间。

看，一个小小的空间还有这么多的讲究，你抓住要点了吗？

④ 好记性不如烂笔头：我的居家腹膜透析日记

透析卫士给了我一本腹膜透析居家日记本。透析卫士告诉我需要详细记录每项内容，每次回医院随访都要带上它，这样能将居家透析数据客观、动态、直接地呈现，医护人员可以通过这些数据了解我的透析情况。打开日记

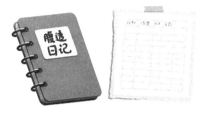

腹膜透析日记

本，首页填写肾友的基本情况，包括姓名、电话、地址、就诊医院、开始腹膜透析时间、既往史、过敏史等。后面就是设计好的记录表格，一周为一个周期，每周记录内容有日期、血压、体重、次数、换液时间、腹透液浓度、灌入量、引流量、超滤量、尿量和饮水量等。看到这我不禁窃喜，表格式的数据记录，不需要华丽的辞藻也不需要内心感悟，这可比文字日记简单多了，简直是张飞吃豆芽——小菜一碟！

住院期间，我每天除了吃饭就是配合治疗，在透析卫士的耐心指导及督促下，日记本记录也能完成。出院后一周，居家透析数据都能按照医院的格式完整地记录在日记本上，可是每天做同样的事，我真觉得枯燥又乏味，真想终止记录。一周后返回腹膜透析中心随访，诊室里透析卫士们对着其他肾友碎碎念的声音此起彼伏。"日记本里面的每一个数据都要好好记录，血压、体重、尿量都要记录哈……""血压值多少也不记录呀？您是没有测量血压还是没有记录呢？如果有每天测量，血压值从哪一天开始增高的，不记录就看不出啊！""每天腹膜透析超滤量是记录了，但是您的尿量怎么没有呀？尿量也要记录啊！""体重每天变化很大，血压却每天都是 125/80 mmHg，相隔一天怎么会出入这么大呢？您每天记录的数据

是真实测量得到的吗?"哎,透析卫士在课堂上都强调过腹膜透析日记本上需要完整记录每一项内容的数据,而且还强调数据必须真实,虚假的数据不仅不能帮助肾友及时发现问题,还会掩盖一些问题,说得这么明白居然还有人不按要求记录。我每天体重都差不多,要记录的数据没有多大变化,一度怀疑有没有必要坚持记录差不多的数值。"陈护士,我每次记录数值都差不多,还有必要花这么多的精力做这些事吗?"透析卫士语气坚定地告诉我:"必须记录!数据记录是观察病情的晴雨表,你每次数据差不多说明你最近处于一个稳定期,那也是通过记录得出的结论啊。"碍于面子,我嘀咕了一声:"我自己感觉自己挺正常的。"透析卫士一本正经地纠正道:"感觉有时候是错觉,你看刚刚那位大爷感觉每次尿量都差不多,可这次评估和半年前相比,尿量减少了一半,残余肾功能急剧下降。"我嗤之以鼻,这种事情怎么会发生在我们年轻人身上呢?透析卫士看出了我的不屑,继续说道:"将青蛙扔进沸水的锅里,青蛙会立马跳出锅。如果将青蛙扔进一锅冷水中,它会在里头畅游,慢慢在锅下方用火加热,它根本意识不到水温渐渐上升,等觉醒时已经来不及了。"好家伙,这不就是温水煮青蛙嘛!"咱们肾友可不能成为那只青蛙哦。定时监测并记录,让问题早发现,早处理。长期规律记录,我们就可以回顾数据,杜绝量变到质变。"是啊,数据记录能让医护人员准确拿捏住关键变化,及时采取措施预防并发症。我以一周的稳态数据否定持续日记记录的必要性,未免考虑得片面了。透析卫士从电脑中翻出一张日记本记录的照片,字迹工整清晰,血压值记录处还标注了天气和步行、打太极的时间。据说这是出自一位比较用心的肾友,他并没有把腹膜透析日记的记录当作一项任务在完成,而是细心观察自己的长期数据趋势,再结合自己日常习惯、爱好,总结出哪些习惯会对身体状况造成影响,哪些爱好会对身体有益,这样在自己的爱好和腹膜透析之间找到那个微妙的平衡点。他自己摸索出的生活方式让他每次透析充分性评估都很好,血压也一直平稳,果真世上无难事,只怕有心人啊!我尴尬地笑了笑,意识到长期坚持日记记录的重要性,我是在为自己记录着日记,会更用心去完成。总之,腹膜透析日记记录要求完整、真实、长期。我再跟大家分享一下每一个项目记录的注意事项。

体重,大家都不陌生。往体重秤上面一站,得到的数据便是体重吗?

当然不是！人体是由肌肉、骨骼、脂肪、水等成分构成的，它们的重量共同构成我们的体重。除了人体的这些成分，还有衣服、鞋袜、腹腔里的腹透液等，空腹还是饱餐都会影响体重，因此称体重的时候应尽可能去除干扰因素。透析卫士建议肾友们每天晨起排空大小便、吃早餐之前，穿同一套单薄的衣服在同一个体重秤上称体重，并减去腹腔中留存腹透液的重量，最后得到的"净体重"记录在日记本上。经常会听到透析卫士提及"干体重"，什么叫作"干体重"呢？干体重是指腹膜透析过程中，肾友自我感觉良好，血压控制良好，无恶心、呕吐，无面部、眼睑以及双下肢水肿等，身体感觉舒适、睡眠质量良好时的体重。干体重不是固定不变的，它可能随着肾友身体状况变化而变化；还受肾友营养状况、病情变化而动态变化。肾友们获得"净体重"数值，除了记录，还要跟干体重进行比较，了解水的变化，尤其是短期内体重明显变化往往是"水"的变化。水过多，人会肿，血压会高，走路会喘，夜里容易憋气，会出现心力衰竭。水过少，人会虚弱，血压会低，心率加快，走不动路。每日体重监测可以帮助我们发现身体成分变化，如果自己不能分析，那就牢记干体重数值，体重浮动超过 2 kg，赶紧与透析卫士联系，让他们帮忙分析调整。

透析卫士会反复强调规律监测血压的重要性，几乎每一位戴着"高血压"帽子的肾友耳朵都快听出茧子了吧。家庭血压监测会遇到许多问题。比如，血压计的选择。水银血压计和电子血压计都可以用于家庭自测血压，就操作而言，电子血压计操作简单、方便，因此往往成为首选工具。电子血压计应 3 个月进行一次校准。需要提醒的是，手腕式血压计所测的不是习惯上所说的血压值，而是腕部脉搏压力值。人的血压在一天中是不断变化的，但又有一定的规律，全天有两个高峰，即 6:00—10:00 和 16:00—18:00，还有一个低谷出现在凌晨 1:00 左右。因此，建议选择在处于峰值的两个时间段测量血压。测量前安静休息 10 分钟，测量时可以测 2～3 次，取平均值相对比较准确。由于解剖结构的差异，双上肢血压也存在一定的差异。首次测量时应测量双侧上臂的血压，选择较高的一侧作为标准，以后均测量这一侧。准确测量还要四定（定血压计、定部位、定体位、定时间）。掌握这些要点，还要牢记，要想维持血压稳定，最基本的就是规律监测，血压本来就是节律性动态变化的，不必因为一天的波动而过分焦虑、频繁测量。

腹膜透析换液次数记录因人而异。每个人体形不同，肾脏受损程度不一，每日需要换液的次数也不同，有人 2 袋，有人 3 袋，也有人 4 袋，都是在医生制订的方案下进行的，我们只要保质保量完成相应袋数透析就行。换液时间安排也是根据透析袋数、工作生活需求以及每袋留腹时间灵活安排的，记录的时间需要从开始引流到灌入结束，一般换液时间在15～30 分钟，第二次换液开始时间为第一次灌入结束时间 + 相应留腹时间，以此类推，在相应时间点安排腹膜透析换液。以一个每天需要进行 3 次腹膜透析换液，每次换液 30 分钟，每袋腹膜透析液留腹 4 小时的肾友为例，如果他早上 7:00 结束第一次换液操作，那么第二次换液在 11:00 开始，11:30 结束灌入；第三次换液在 15:30 开始，16:00 结束灌入，最后 20:00 将腹腔中的腹透液完全引流出，一天的腹膜透析治疗完成。能坚持每天记录腹膜透析日记实属不易，据说还有有心的肾友会将引流时间和灌入时间分开记录，通过比较每日引流时间、灌入时间也能及时发现腹透管在腹腔内的状况。钱奶奶是一位 78 岁的肾友，她的老伴王大爷 80 岁，虽说比钱奶奶大 2 岁，但他对钱奶奶的照顾可以说无微不至，每天记录着引流时间和灌入时间，一次因为引流时间比往常长了 30 分钟还特意跑到腹膜透析中心请教透析卫士。原来那几天钱奶奶身体不舒服，卧床休息为主，活动量明显少了，再加上胃口差，连续 3 天未解大便，宿便堆积在肠道内导致腹内段导管移位，致使引流时长延长。透析卫士直夸王大爷细心，并教王大爷如何帮助钱奶奶按摩腹部解决便秘问题。据说钱奶奶便秘问题解决后，每次引流时间又恢复了原来的时长。

有关腹膜透析数据，最重要的是超滤量。那么什么是超滤呢？前面提到过超滤是以压力为推动力，利用腹膜这层半透膜将两种不同溶质浓度的溶液隔离开，水分子从压力高的一侧穿过半透膜，进入压力低的一侧。如果你还没有完全搞懂，那也不用着急，只要知道透析时排除体内多余水分的过程靠这个原理就行。超滤量 = 每次引流量−灌入量，如：引流量为 2 250 mL，灌入量为 2 000 mL，那么超滤量就为 2 250−2 000=250 mL；相反，若引流量为 1 850 mL，灌入量为 2 000 mL，那么超滤量就为 1 850−2 000=−150 mL。"这个对于我不是难题，我可是一名理科男！"我自信满满地回答。"那你要认真、仔细记录你的小便量啊！因为超滤量和尿量是判断残余肾功能的重要指标，所以要准备一个带有刻度的尿壶或者大容量的量杯，每次严格记录小便的量，不可马虎，得对自己负责。对了，饮水量不仅仅是每天喝的水，不要忘记有些食物中也含有水分，如面条里的汤、奶昔、牛奶、麦片粥和汤。水分的限制应依据每日尿量和超滤量而定。水分摄入量 = 前日尿量 + 前日透析超滤量 +500 mL。"透析卫士一下子讲了很多，她怕我一下子接受不了，特地让我拿出手机做好备忘录，记下我需要采购的带有刻度的量杯和尿壶。很多肾友喜欢用眼睛估测腹膜透析超滤量和尿量："每袋腹透液都是 2 000 mL 左右，手一拎都差不多，没有每一袋都称。""上一袋超滤 150 mL，这一袋看上去也差不多，直接记 150 mL 了。""每次测量小便，尿臊味太重，我自己量都嫌味重，每天 3～4 次，每次差不多 200 mL，大差不差就行了。"这些不着调的言论真是误导着肾友们。不知不觉间，"差不多"就变成了"差很多"，待出现水肿和全身不适时，便悔之晚矣。只有准确记录，才能及时注意到超滤量和尿量的变化，从而调整饮食、饮水，做到出入平衡。

准确地记录 7 天后，还有一个一周小结，记录一周的异常情况，主要包括全身情况、引流液情况和导管出口处情况。每半年需要更换短管和门诊随访，这些也要记录下来提醒自己。全身情况的识别，诸如血压变化大、体重变化大、水肿、发烧、恶心、呕吐、腹痛、腹泻，这些状况不仅仅是为了记录，而是发现这些状况及时去医院就诊，避免引起严重后果。

了解腹膜透析日记的重要性及注意事项之后，肾友们，你们是不是和我一样意识到自己之前错误的认识，下定决心要用心记录居家腹膜透析日记呢？每个人都会犯错，我也是在不断摸索中慢慢养成了习惯，还习惯记录血压波动的那几日的情绪及饮食日记。我记录的日记还一直被透析卫士表扬，成为优秀典范。

居家腹膜透析日记的记录远远超出了我的想象，根本不是一件简单的事。不仅要面对每日烦琐的数据记录带来的烦躁情绪，还会时不时或因为丢失日记本而感到苦恼，或因为随访忘记带日记本而感到懊悔，或因为不小心弄脏日记本导致数据看不清而感到无奈……有时候会异想天开，在互联网时代，我们难道就不能将这些数据及时上传到医院吗？还在用着如此古老的方法。大部分肾友还是需要依赖医护人员从数据中发现问题，可是数据的呈现间隔至少也要一个月，未免有点滞后了。2022 年 2 月新冠疫情影响期间，腹膜透析作为居家治疗方式，避免了频繁外出就医，可是数据不能传递到透析卫士那里，即使一张张拍图发到腹膜透析微信群，透析卫士们也无暇顾及。事实上，情况并没有我们想象的悲观，透析卫士打电话给每一位肾友，建议有智能手机的下载一个透析帮手——百透佳手机软件（APP）。这个 APP 记录的数据除日记包含项目外，还含有引流时间、灌入时间及自动计算超滤量。这个 APP 可以连接配套的一体式腹膜透析仪。如果家中有配套的一体式腹膜透析仪，数据自动上传，无须肾友采集、记录和上传；如果没有配套的一体式腹膜透析仪，手动录入的数据也能实时上传到医院，还能将数据图表化，波动情况一目了然。

任何新事物的推广总会遇到一些阻力，但是任何阻力在人们享受到新事物带来的便利之后都会自动消除。让我们不妨来听听张阿姨的故事吧！

张阿姨，一名小学退休教师，得了肾脏病，她通过咨询医生，决定接受腹膜透析治疗。即将出院时，她嫌居家透析小物品太多，毫不犹豫地选择了一体式腹膜透析仪。透析卫士建议下载百透佳 APP，张阿姨却面露难色："我不喜欢用手机记录，你们还是发一本日记本给我，在纸上写写画画效果更好。"

张阿姨发现这台机子操作很容易，一步一步提醒，堪称"傻瓜机"。唯一不足之处，透析数据再誊抄到日记本上还得用上下键翻出，太麻烦。透析卫士笑眯眯地说："阿姨，您这是用着先进的设备，发挥着最低的功效，它跟医院关联，数据直接上传到医院，医护人员可以直接实时解读数据，你还费神用本子记录干啥呢？"

张阿姨不以为然地摇了摇头："完全依靠你们也不行，你们需要管的人太多，我自己写写还能察觉出端倪来呢！"出院后，张阿姨确实察觉出不少端倪，还提出了许多新手都存在的疑惑，每次打电话到腹膜透析中心，一聊就是十几分钟，都能听到电话那端肾友催促的声音。张阿姨觉得自己都不忍心再打扰透析卫士们工作，门诊随访时向透析卫士咨询是否有腹膜透析新手常见问题指导手册。

透析卫士说："百透佳 APP 不仅是透析日记小管家，里面还有知识宝典板块和医院板块。知识宝典板块内容丰富，包含了常见问题、腹透新手、专家讲堂、透析知识和营养食典，能满足不同阶段学习的需求。"

张阿姨将信将疑，默默掏出手机安装了百透佳 APP，回家后又研究了半天，发现果然自己的疑问都能在里面找到答案。还有一段时间，张阿姨每次引流的时间越来越长，超滤量也在慢慢减少，靠着身体左右摇晃来勉强持平。

透析卫士打电话："张阿姨，后台看到您引流时间变长，超滤量也在下降，请问腹透液是否澄清，有没有白色棉絮丝样的物体？"

"澄清的，里面我倒没有仔细看有没有丝状物体出现，我光顾着左右摇晃多引出点水了。"张阿姨拍了拍自己的脑袋，恍然大悟，引流时间和超滤量改变了，应早点意识到原因啊！

透析卫士又帮张阿姨一起回顾了超滤下降的原因。

① 少做、漏做透析，称重错误，一体式治疗仪可以有效规避这一问题。

② 导管功能障碍，比如纤维蛋白堵塞腹透管、腹透管移位等。如果居家过程拿一袋腹透液"快速交换"，腹透液进出不到 20 分钟，可以排除腹透管本身的问题。再不放心，可以去医院拍个立位腹部平片，看看腹透管末端是不是老实地待在盆腔下端。

③ 腹膜炎，短期内引起腹膜功能改变，这一点一般凭肉眼判断腹透液是否澄清即可。有时候淋巴液漏向腹腔，腹透液会浑浊，这时候就需要留取送检腹透液常规才能排除。

④ 血管内有效容量不足。上游干涸，下游必定也"无水"，如果饮食、饮水没有明显下降，那尿量和超滤量自然会减少。

⑤ 腹透液渗漏。局部组织薄弱或缺损可以导致腹透液渗漏至腹壁、胸腔，甚至盆底。这种情况下局部组织会肿胀，也有可能不会有异样，需要进行 CT 排查。

张阿姨左思右想，最近吃喝正常，也没有哪里摸上去有肿胀，腹透液也是澄清透明的，立马拿出一袋透析液"快速换液"，灌入时间 8 分钟，引流足足花了 20 分钟，腹透液基本持平，腹透液内也没有棉絮丝样物体。

透析卫士又详细询问了近期大便状况。张阿姨有点不好意思，大便每天都有，只是量不多，有时候排便还有费劲、大便干结的情况。透析卫士提醒这就是便秘的前兆，可以有意识地调整饮食结构、增加活动量以及适当服用通便药物，看看引流时间是否会缩短一些。果不其然，没过两天，张阿姨的引流时间又恢复到只要 15 分钟。张阿姨不禁感慨，这个小助手果真是个好东西，自己还没发现问题，透析卫士就已经提醒、实施预防措施了。

类似张阿姨这样，百透佳 APP 的使用过程中，透析卫士发现问题的情景很多，解决干预问题更及时了，真正做到防患于未然。

合理安排我的腹膜透析换液时间

依然记得我刚做完手术在家休养时，按部就班按照在医院的透析时间进行腹膜透析，基本上每天早晨 6:00、上午 10:00、下午 3:00、晚上 7:00 都需要进行。这样操作下来，我深刻地体会到腹膜透析的优势——不需要每周多次往返医院，可以选择在家里、工作地点或外出的其他地方自主、灵活地进行腹膜透析操作。每次从腹腔内把废液排放出来，再灌入新的腹膜透析液称为一次换液，一次换液时间大概 30 分钟，其他时间都可以自由活动，不会被牵绊。治疗前期，公司领导也能理解我的难处，主动提出让我在家休息一段时间，安心养病。休息调整了半年，公司虽然恢复了我的正常工作，但也尽可能地安排我居家办公。两年过去了，工作业务情况有了很大变化，同事们的工作状态和业务水平都有了较大提高，而我的职称和薪资还在原地踏步，这着实让我很着急。正所谓工作不养闲人，团队不养懒人，我也不希望自己的职业生涯就这样止步不前，迫切希望将自己的生活重心重新转移到工作中，因此我会经常去公司处理一些事情。

"鱼和熊掌不可兼得"，忙碌的工作会让我经常忘记自己的腹膜透析换液时间，有时候会延长腹透液留腹时间，有时候又不得不提前引流出腹透液，甚至有时候抱有侥幸心理认为现在病情非常平稳，少做 1~2 袋，等周末有时间再补上也未尝不可。说实话，一开始确实没发现有什么问题，但时间长了以后，我发现自己有时候会因为延长时间，引

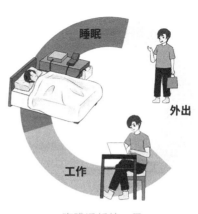

腹膜透析的一天

流出来的腹透液越来越少，双下肢渐渐水肿，用手轻轻按脚踝那边还会凹陷一块，偶尔还会出现胸闷气促，夜间容易多梦，睡眠也越来越差。去了医院才知道是因为自己不规律的腹膜透析导致透析不充分。我如实地把自己的问题告诉了透析卫士，吐露了自己的担忧："因为透析，不能像以前一样正常上班工作和外出活动，我感觉自己找不到人生的意义了，非常焦虑。"这时候透析卫士严肃地告诉我："透析是为了让您生活得更好，前阵子您也应对得很好，这段时间的表现说明您没有遵医嘱进行规律腹膜透析，让原本有条不紊的生活脱离了正常轨道。您这不是因小失大嘛，因为不能遵守透析时间和频次，自己的身体出现状况，短期内看似影响不大，时间久了会因为弥补治疗上的不足而错过一些更有意义的事情。""道理我都懂，但是现在是工作和治疗有冲突了，这才影响到治疗效果。"我极力想证明自己不是一个对自己不负责的人。"那您近期的生活节奏改变，治疗时间有冲突应该及时跟我们沟通啊。大部分肾友每天都要透析3～4次，白天可以让腹膜透析液在腹腔内停留4小时，夜间留腹10～12小时，然而腹膜透析换液的时间是可以灵活调整的、是相对自由的。我们会尽可能地将您的换液时间与您的生活作息时间结合起来，减少麻烦。比如说通常您的换液时间在早上8:00，中午12:00、下午6:00和晚上12:00，但是如果您早上出去购物或者上班，下午2:00才回来，那么这个时候您再做第二袋腹透液也是可以的，不要让透析换液影响您的生活或工作，自己更不要私自减少透析剂量，要保证灌入腹腔的液体量、换液次数以及最佳的腹透液留腹时间，从而确保透析的充分性。"是啊，我怎么没有想到向透析卫士求助呢！最终，医生根据我的特殊情况重新调整了换液次数和留腹时间。我担心有时候忙起来忘记时间，还特地在我的手机上设置了闹铃用来提醒自己：每天早上7:00（起床后）进行第一次换液，中午12:00换液＋中餐，下午6:00换液＋晚餐，晚上11:00（睡觉前）换液，真的非常贴心，让我觉得很温暖。

当然，我也会利用周末时间定期到医院检查，医生会结合各项指标，认真地评估我的腹膜功能和透析充分性，制订出最适合我的治疗处方，现在各项指标很正常。功夫不负有心人，最终，在我不懈的努力下，在老板和同事的认可下，一年内成功升职加薪，我好像又重新拾回自信，找到了人生的价值。

关于升职加薪和工作带来的成就感，我觉得自己以前想法有所偏颇。等待肾移植光靠节流远远不够，我应该调整自我的心态更好地投入工作，努力开源才对，我想试一试 APD 治疗。都说 APD 可以根据个人的需求及临床特点灵活采取不同的透析模式治疗方案。APD 治疗通过一次连接代替多次换液连接，大大减少腹膜炎的发生，肾友只需要准备好腹透液，睡前直接连接即可。在透析卫士的安排下，我来到医院进行了一次 APD 体验。

体验第一天，医生了解了我的需求：重返工作岗位，夜间透析保障睡眠，结合我的尿量、超滤量，综合考虑到保护残余肾功能，对腹膜透析方案进行了微调。医生给我进行了详细解释，接着，透析卫士为我演示了腹膜透析机的使用方法。这个机子操作很容易，一步一步按照指示进行操作，非常容易上手。等连接完成，透析卫士离开病房，房间恢复安静的时候，似乎听到机器在边上发出"嗡嗡嗡"的响声，耳朵再靠近一听，真的就是机器的响声。我内心不免有一些担忧，我本来睡眠就很轻，响声会让我无法入睡。我摁下呼叫铃，跟巡视病房的护士说了我的担忧。护士宽慰我说可能是初次接触，慢慢就会适应一些，并将放腹膜透析机的车子往床尾移了移。虽说不在耳边，后半夜夜深人静的时候，我还是隐约能听到响声，实在太困了才迷迷糊糊眯了一会儿。透析卫士来下机，问我第一次体验感觉如何，我忐忑地说："这个机器工作时发出的响声有点影响我的睡眠，我这种睡眠轻的人能用吗？"

透析卫士见怪不怪，安慰道："很多肾友一开始都有您这样的顾虑，电器在运行时基本都有声音。比如，家里冰箱一般是 35～50 dB，电风扇、空调 40～70 dB，您平时觉得它们影响您的休息吗？"

"冰箱不在卧室在餐厅里，餐厅吃饭说话声音都大过它，根本没有觉察到冰箱的响声，夜间即使有点响声，关起门来也没觉得被打扰。电风扇和空调的响声没怎么影响我，都习惯了。"

"对于一些疗养院需要相对安静的环境也只不过要求夜晚的噪声不能超过 40 dB，腹膜透析机运行的声音大概也就是 35～40 dB。跟其他家用电器相比，它实际的声音不大，甚至还更低呢！"透析卫士又耐心解释道，"您昨晚是初次体验，比较紧张，人在紧张的时候，听觉比较敏感，确实可能会放大声音的感知。人在休息不好的时候，水龙头的漏水声也是折腾人的巨响。等您慢慢习惯了，就像习惯冰箱、空调、电风扇一样，就不会被响声困扰了。"我将信将疑，等待第二天验证。

体验第二天，我自告奋勇要求自己操作，透析卫士拒绝了我的请求，并分享了肾友老汪回家自行连接腹膜透析机的乌龙事件。老汪在医院体验的时候看护士连续摁几下就到了连接步骤，心想这么简单，于是自己手机里存了操作视频以便不会的时候随时翻看。前几天操作过程中老是忘记步骤，但一夜下来还算太平，没有任何报警。直到第五天，老汪一如既往地安装管路，等待排气，连接管路，一切按部就班后舒舒服服地躺在床上准备睡觉了。但是总感觉不对劲，腹部比之前胀了不少，想想自己晚饭也没有吃很多，不应该如此。他赶紧拿起手机拨通了腹膜透析中心的号码，透析卫士排除了消化道问题后，再让老汪回忆一下操作步骤，老汪实在想不出哪里没按操作说明进行。透析卫士安慰老汪如果实在难受可以考虑手工放出透析液。见老汪纠结，透析卫士又与老汪进行视频，嘱咐他上下键翻看记录，眼尖的透析卫士立马发现老汪原本留腹 1 500 mL，可是机子记录零周期引流量为零。透析卫士又让老汪好好回忆连接后是立马打开短管开关还是隔一段时间才打开的，老汪拍了拍脑门："我连接后隔了 5 分钟，发现没有水放出，又发现短管开关没开，就赶紧拧开了开关，直接就灌水进去了。"透析卫士哭笑不得："老汪啊，你咋自己肚子有没有水也不知道？还有，虽然机子自动操作，但是刚开始引流的时候你也得看看开关有没有打开，确定有腹透液引流出啊！"糊涂的老汪足足放入 3 500 mL 的腹透液，小小的肚子能不被撑得鼓鼓的吗？！"陈老师，我懂得你分享的用意，我一定仔细观察你们全程的操作，也会留意引流的时候是不是真有腹透液流出。"也许是有了前一天的经验，腹膜透析机直接放在床尾，再加上昨天夜里睡眠不足，我打了个哈欠，早早地有了睡意，居然一夜睡到天亮，压根儿没有听见任何"嗡嗡"声。

体验第三天，我早早地洗漱完毕，躺在床上等待上机。看着床尾这个跟电脑机箱大小一样的腹膜透析机，似乎没有那么陌生，心中默默念叨："朋友，以后请多多关照，希望这个新选择能透亮我的新生活！"在透析卫士的指导下，我学会了自己操作上机。一切妥当，我摸了摸腹膜透析机：

"朋友，今晚我们继续一起进入梦乡吧。"深夜 4 点，我居然被尿憋醒，都怪自己睡前喝了杯牛奶，一咕噜起床往厕所走去，却发现腹膜透析连接管虽然有 3 m 长，但还不能让我自由进出厕所。我又折回床边，无奈地摁下床头呼叫铃。一位护士来到病房，轻声细语问道："有什么需要帮助吗？"

"我想上个厕所，可是这管子不够长，分离了又担心污染了，怎么办？"我难为情地指了指厕所。

"你幸亏没有自行分离，不然管路污染得了腹膜炎可就得不偿失啦。这个管子虽然长，但是只有 3 m，家中卫生间如果离床比较远，你可以接个接线板的，或者是床边备个尿壶也可以的。"

"接线板绕来绕去会绊脚吧？"半夜起床，谁能保证时刻清醒？"这机子还是比较轻便，治疗车也能推着走，我能直接断电吗？"

"这台机子断电 30 分钟内恢复电力，系统将自动恢复治疗。不过不同品牌的机子情况会不同，购买使用之前你自己可以咨询清楚。"

"谢谢！"我迫不及待地拔掉电源线，将机子推进卫生间，终于舒舒坦坦地上了个厕所。重新插回电源，按下继续治疗确认键，腹膜透析机又继续勤勤恳恳地运转起来，我很快又进入甜甜的梦乡了。一觉睡醒，窗外已经阳光灿烂，我仿佛看到未来 APD 生活洒满了阳光。我决定采用 APD 模式。

三天体验，"小插曲"也没有影响我购买腹膜透析机的决心，完整的睡眠保障，简单的操作步骤，这些完全符合我们工作一族的需求。我下单之后，很快工程师就联系我，并将机子安装好供我使用。

刚开始我采取的是 NIPD 模式，初次尝试虽说偶有引流的时候似有管子戳着腹壁的不适感，但比起夜间被闹钟催醒的痛苦，简直是小巫见大巫。后来跟透析卫士沟通，透析卫士说如果引出腹透液一直伴有疼痛的话，可以考虑改为 TPD 模式，这样腹腔内腹膜组织始终与腹透液接触，减少抽吸痛。当晚，采用了腹膜透析中心医护后台调整的方案后，我一觉睡到天亮，腹透液进出完全没有感觉。后来的日子，机子使用也很正常，唯独有一次，腹膜透析机不知怎么了，大半夜报警闹得我都没睡好。说也奇怪，妻子推了推我，让我翻了个身，咦，居然就好了。

次日上午，透析卫士通过远程管理平台传送的数据查看我的腹膜透析机治疗运转情况。晚上 9 点上机，早晨 7 点下机，腹膜透析机引流灌液 3 次（即 3 个循环），透析方案没问题。她发现应用腹膜透析机治疗 20 多天一直正常，昨晚在第一、第二个循环的时候出现报警，提示引流速度慢或引流量不足，但第三个循环还好，总体引流量也可以。透析卫士进一步问我报警后如何处理，我告诉透析卫士，妻子推了推我，我翻身后报警就解除了。透析卫士猜测应该是管路被压迫所致，便问我上机后管路固定的方式。电话这头的我顿了顿，若有所思地说："在医院的时候，虽然老师们强调管路固定好，但是我看大夹子夹在边上反倒容易拉扯，所以就随便放在床上了，这样翻身时管路还能自由活动呢。"

透析卫士说："晚上腹膜透析机频繁报警，一定会影响你和家人的睡眠。其中，可避免的报警便是因管路固定不好导致它被压迫，影响引流。我得再跟你好好讲讲管路固定的问题。"

我极力辩解道："我也尝试过将外接短管与腹膜透析机管路连接后，拢在身边，然后用胶布贴好，再留一段夹住大夹子。刚开始的时候睡觉比较老实，不敢大幅度翻身，也没觉得不方便。后来稍微一翻身，那大夹子就有点拉扯，我索性拿掉，也没出现任何问题。昨天可能是我翻身幅度大了点，压迫到管子了。"

"腹膜透析机的管路有 3 m 长，连上身上的腹透管，这个长度就更长了，睡觉时就容易被压到。你可以将外接短管与腹膜透析机管路连接后，用小夹子固定在睡裤上，之后多拢几圈管路在床上，然后再用大夹子固定在床沿。如果睡觉老爱翻身，也可以在身边放上一个枕头，那样，往机器那边翻身时，压住管子的机会就少一点，拉扯的机会也会少一些。"

远程管理如此及时，才有一次报警就被透析卫士发觉，这是体验的时候远远没有想到的好处。透析卫士分享的确实很有道理，我当天晚上就尝试了管路固定小妙招，后面就再也没有出现报警了。果然管路固定好，报警可以少。当然，资料显示还会有一些其他原因引起报警，比如体形原因导致卧位引流较慢或不足，或管路纤维蛋白堵塞或漂管（比如长期便秘，活动量少，甚至长期卧床），或腹膜透析机的位置放置过高。这些原因即便你不能一一掌握也没有关系，只要远程管理透析卫士提醒你及时纠正即可。

兜兜转转，终于摸索出适合自己的透析时间，我想跟肾友们说："为了保证透析质量与生活品质，在透析时间的选择和次数的要求上应根据自身的状况，由医生评估决定。在居家腹膜透析治疗过程中，自己不要自作主张，随意更改透析的时间与频次，否则影响透析效果。如果工作需要或者确实遇到特殊情况的，一定要及时与医生沟通联系。当然，在这里我也要把医生的贴心提醒分享给大家，如果担心遗忘，不妨用手机设置好闹铃，按时进行提醒。

最后我想跟肾友们分享一个信念：透析不仅仅是为了让我们维持生命，更是让我们活得更有价值和尊严，美好的明天在前方等着我们一起去探索、去体验！

七

规律复诊有学问

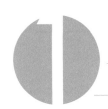

定期复诊的重要意义

跟每个考试后急切想知道成绩的孩子一样，居家腹膜透析的这些日子里，我也急切地想知道自己的透析效果，医护人员也想了解我们的透析现状。总感觉又回到了校园，定期复诊犹如返回医院交一张答卷，提交之前总是内心忐忑不安，等待着老师们对这张考卷的点评。

当然，成绩会有好有坏，复诊结果也各不相同。通过简短的询问，透析卫士可以了解肾友们居家透析操作的掌握和执行情况，复诊时还会定期进行出口检查、换液操作等，动态评估肾友们回家操作技能熟能生巧了之后有没有简化步骤，进而对一些可能有风险的操作进行指导、监督，适时纠正不规范的步骤和不良生活习惯。

首先，复诊可以对近期透析治疗效果作综合评估，为调整制订个体化治疗方案提供依据。每个人的腹膜特性、残余肾功能是不同的，并且会随着时间的改变而改变，这些变化会导致透析效果的改变或病情变化。通过复诊，医生动态了解实验室指标，这样就能结合身体状况和化验指标综合评价透析治疗效果，然后准确调整透析处方和药物，努力将指标维持在正常范围内，从而控制病情变化，预防并发症发生。

其次，每次复诊，主动参与到自己的治疗当中，我感到很安心。每天重复烦琐的操作有时会让我倦怠，但定期复诊能让我及时发现问题，纠正问题。渐渐地，我在自我管理方面有一些心得，这也让我的生活更加自律。"知己知彼，百战不殆"，我成了最了解自己的人，生活质量也随之提高。定期复诊的过程中，我有更多机会和医护人员交流，学到更多居家自我照护知识和疾病知识，也与肾友们交流了更多的生活技巧，建立了新的社交圈。

这些都是我自己的切身感受，不知道你们是否有同感？当然，肯定有肾友看到这会嗤之以鼻，复诊不就是配个药嘛，平时吃嘛嘛香的，完全没必要做一堆检查浪费钱，钱得花在刀刃上。然而生活总能在不经意间狠狠地给人一巴掌。

刘大叔，腹膜透析近 8 年，家中有一独女，因女儿在苏州工作，全家一起搬到苏州。每次门诊随访，其他肾友听说他腹膜透析 8 年每天还有尿量 500 多毫升时，总是向他投去羡慕的眼神，不停地向他取经。刘大叔津津乐道，说心情舒畅才是根本，透析生涯很漫长，要学会总结，自然而然就久病成良医了。慢慢地，刘大叔觉得自己摸索出了一条适合自己的路，而且连续几年治疗也证明这种生活方式不错，透析卫士督促他评估透析效果，刘大叔总以"下次再做"推辞，还信誓旦旦地说自己尿量一直维持着 500 mL，应该没有什么变化。2022 年 12 月 5 日，新冠疫情防控进入新阶段，刘大叔却因心力衰竭被救护车拉进医院急诊室。只见偌大的抢救室，黑压压的人群，到处都挤满了人和病床，还不时有急需救治的患者送进来，滴滴的抢救器械声混着此起彼伏的咳嗽声，让人时刻神经绷紧。刘大叔喘着粗气，用手紧紧地捂住鼻子，叹了口气，无奈地将脸转向一侧，见到一个熟悉的身影正朝他走来，是陈护士啊！刘大叔喜出望外，连忙招了招手："陈护士，您是来看我的吗？""老刘，你不是自诩自己是个良医嘛，怎么在这个特殊时期来凑热闹啦！""哎，别提啦！咱们病房有床位不？"刘大叔很快被肾内科病房收治。原来刘大叔觉得自己残余肾功能不错，就自己在家中采用"甘草干姜汤"预防新冠，平时喝着也没见有水肿的迹象，只是夜间睡觉枕头越垫越高。刘大叔以为年龄大了，习惯在改变，也没在意。直到最近稍一活动就闷憋，夜间还时不时咳嗽，咳得厉害的时候还有点血丝，家人不放心，连忙拨打了"120"。刘大叔就是被日常的"蛮好"表象所迷惑了，觉得复诊意义不大，在门诊只管配药，对自己的病情则是"惜字如金"，导致问题没有被及时发现。

每一位肾友都希望自己的透析生活一路平坦，不要历经波折。一些年轻的肾友开始学习的时候总是踌躇满志，然而三分钟热度后一切还是原地踏步。透析卫士苦口婆心地劝导，却换来答复："很快就可以移植了。"那些步履蹒跚、头发花白的老人倒是深刻意识到只有这条"独木桥"才能好好地活下去，老老实实地按照透析卫士交代的记录日记，风雨无阻地按照复诊要求如约而至。时间总会犒赏那些努力、自律的人。你瞧，肾友王大姐和周奶奶就是鲜明的对比。王大姐和周奶奶同一天做手术置管，又住同一房间，两人可谓"患难之交"，每次随访复诊两人总能不期而遇，互相交流心得。然而，两人心态完全不一样，周奶奶觉得劫后余生，一定要好好珍惜，自己一大把年纪啥也不懂，透析卫士让干啥就干啥。而王大姐似乎好了伤疤忘了疼，奔波于各大医院排队等待移植，中心复诊屡次爽约，用她的话来说：现在煎熬的不是透析的日子，而是慢慢等待移植消息的那些日子，只要看到医院的电话就特别激动，期待奇迹出现。皇天不负有心人，医院通知有匹配的肾源。希望有多大，失望就有多大，王大姐因为各项指标不符而错过了千载难逢的机会，耷拉着脑袋，神情沮丧，后悔没有好好复诊，将自己身体的各项指标维持在最佳状态。

我的透析卫士跟我说过："透析不仅仅是为了活着，也是为了更好地活着并做自己喜欢的事情。"总之，定期复诊可以提高自我管理能力，有利于提高生活质量，降低并发症，改善血压控制情况，改善血红蛋白及白蛋白等各项生理指标的达标情况，维持良好的透析充分性。

我在复诊的时候也了解到，有些不按要求定期复诊的肾友，或出现水、电解质紊乱，或贫血或患上营养不良、腹膜炎，等等。想想也是遭罪，如果定期复诊，或许就能及时发现并发症，尽早预防。因此，定期复诊是非常重要的。

我的复诊准备

日子过得很快，又到了要复诊的日子了。

复诊前一晚，我特意早早洗漱，希望睡个好觉，也希望明天复诊的化验指标都达标，谁想到一晚上梦境连连，竟似使完了全身的力气。有人说："睡眠才是人真正的活动形态，清醒的时候只是在收集做梦的素材。"看来没错了，白天想了太多关于复诊的事，晚上全在梦境里呈现了。晚风吹人醒，万事藏于心，我还是过于在意结果，给了自己压力，终究弄巧成拙。伴着闹铃，我睡眼惺忪，一骨碌爬起来，头晕得厉害。缓了会儿，我给自己量了血压，果然不出所料，150/90 mmHg，越希望有个好结果越是事与愿违。我又躺下眯眼 30 分钟，感觉头脑稍微清醒一些，缓慢起床，洗漱完毕后含了一口水，吞下了降压药。收拾好心情，迎着朝阳，我来到了腹膜透析中心。

一大早，腹膜透析中心诊室的门口已经排起了小长队。也许是同病相怜的缘故，大家会有一种莫名的亲切感，当然大家聊天的话题也是围绕着腹膜透析。都是复诊，大家的准备却不相同，有人拎着大瓶小瓶的标本，有人一手摁着抽血的部位，还有人像我一样拿着日记本等待。翘首以盼，透析卫士上班了，打开诊室的大门，大家有条不紊地走进诊室，找到各自负责的透析卫士。

"陈老师，上次跟您约好的，今天来复诊。"看见透析卫士熟悉的面孔，我连忙上前打招呼，肾友们都喜欢用老师称呼透析卫士。

"小沈，来啦！"透析卫士笑着回答我。

"陈老师，您只跟我说带上腹膜透析日记本、用药记录还有前三天的饮食记录，我就做了这些准备。我刚刚看其他肾友都大瓶小瓶的装了好多标本呢。"

"你这次只是新置管出院后一周的复诊，主要是对你操作技能的掌握情况进行评价，还不涉及这些标本的留取。"

透析卫士问了我近期的基本情况、透析方案和服药情况，随后拿起了我的腹膜透析日记本，看了看，满意地点点头，顺手拿起身边的手机，将我的日记本拍照，并跟我解释想给其他肾友展示如何记录，还夸我记录得很详细。我乐呵呵的，心想这点记录完全小意思，必要的话我还可以做成表格、曲线图，只是我的体重、血压呈现的是一条平坦的直线，起伏不大。小小的腹膜透析日记本竟让我一个理工男有了一丝丝喜悦。"透析日记的每日记录还不能完全显示出它的优势，毕竟是回顾分析，现在我们有一个小程序——芝麻 Online，能将你们记录的数值描绘成趋势图哦。"透析卫士笑呵呵地看着我："你不妨后面就采用小程序记录。"真是英雄所见略同，我前面自己设想的曲线图不就是同样的道理嘛。腹膜透析日记是评估居家透析效果的重要依据，是医生综合分析确定下一步透析方案的重要资料，医护人员可以从变化趋势发现问题，防微杜渐。我每天认真记录透析次数、透析时间、透析入量和出量、透析液进出是否顺畅、腹透液颜色，以及透析中发生的各种状况等，还会记录自己的一日三餐及身体参数，如血压、体重、血糖、尿量、饮水量、活动量等，这样能向医生清晰地反映我的透析情况，也能及时暴露我透析中遇到的问题和不合理之处，以便及时纠正。刚开始记录一日三餐时，我也很困惑，我要记什么？怎么记？生活不可能精致到每样东西都称重然后就餐。凑巧隔壁一位顾大叔做了个有心人，他将每次吃的食物进行摆盘，然后拍照，让透析卫士进行分析，据说他餐盘的尺寸都是咨询透析卫士后购买的。果然是世上无难事，只怕有心人。

接下来，透析卫士对我的换液操作和换药操作一一考核，虽然腹膜透析中心的布局和居家环境的布局不同，但丝毫不影响我的发挥。透析卫士表扬了我操作规范认真，无菌观念强并反复强调漫长透析生涯中必须自律地执行规范操作。在腹膜透析治疗间操作考核的过程中，我也发现个别肾友进出治疗间口罩无效佩戴，或鼻孔外露或嘴巴半遮掩，都被透析卫士一一纠正。除了操作重新考核之外，透析卫士还会问问居家腹膜透析中碰到的困惑及应对措施，甚至还涉及穿衣方面的点点滴滴，结束后不忘友情提醒第二周复诊的内容。第二周相对轻松一些，只是抽血化验，初步评估一下透析效果，所以我前一天一点也不紧张，透析卫士反馈给我的化验指标也令人满意。

从交流中我发现以前很重视的"肌酐""尿素氮"这些指标，医护人员不那么关注了，他们会更看重"透析充分性"，这是如何进行评价的呢？其实很简单，它是通过留取24小时尿、24小时腹透液及抽血检验，根据结果计算获得的值。透析卫士告诉我，透析充分性评估小分子毒素清除的情况，就像一道菜好不好吃，咸淡并不是唯一标准，小分子毒素清除也只是反映透析方案是否合适的指标之一，具体还要综合评估。综合评估的指标之一是电解质、酸碱平衡是否得到纠正。腹膜透析不能像健康的肾脏一样使肌酐、尿素恢复到正常水平，而是达到肾友身体可接受的水平，因此毒素清除是否充分是相对于肾友们的饮食量、代谢需求来说的。分析时会综合肾友的饮食情况、血液的化验结果综合判断，那么以往常见的代谢紊乱，诸如高血钾、代谢性酸中毒，会得到很好的纠正，肾友们也不必再吃那么多降钾和纠正酸中毒的药物了。综合评估的指标之二是容量状态是否稳定。进入规律随访之后，肾友们就会发现经常被医生、护士问肿不肿、血压高不高、水喝得多不多。稳定的容量状态是衡量肾友心脑血管是否健康及生活质量是否良好的主要因素。综合评估的指标之三是营养状态是否改善。如果透析充分，肾友的食欲会有所改善，定期监测的血白蛋白也会有所提升，握力等指标都得到改善，这些都是衡量营养状态的客观指标。综合评估的指标之四是并发症是否控制。肾脏除了有清除毒素和水的功能，还有很重要的内分泌功能，因此肾功能受损之后大部分肾友合并有肾性贫血、肾性骨病、肾性高血压。并发症的控制能反映透析是否充分。那么24小时尿、24小时腹透液怎么留取呢？正巧，透析卫士打电话回复老肖，咱也来听听，学习学习。老肖是腹膜透析的老人儿了，一晃做透析5年了。事情是这样的，透析卫士计算后发现老肖的透析充分性明显低于以前。"没道理啊，周一门诊刚见过他，还说自己吃嘛嘛香、干啥都有劲。"透析卫士疑惑的同时又反复看了他的记录以及化验结果，都很稳定，于是打电话问问怎么回事。接到电话的老肖仔细回忆自己留标本的经过：

尿留的是 24 小时尿，测了总量，混匀后送的标本；全天做了 4 袋腹透液，每次引流液都称重，记了总量。透析卫士继续问："那您是等比例抽取的吗？您留标本时是不是没有先摇匀腹透液袋子？"电话那头老肖尴尬地咳了两声："嘿嘿，小陈老师，您是福尔摩斯吧，我这次确实偷了点懒，看看每袋差不多，就随便挑了一袋留了标本，确实也没摇匀袋子。"透析卫士解释道："老肖啊，咱们是老同志了，留标本的要点可别忘喽，如果不等比例留取，咱们就得准备一个超级大桶把你一天做的腹透液倒进去混匀之后再留。等比例抽取呢，方便些，但记着也得混匀啊，这标本留得不对，结果不可靠，就白做了啊。"老肖乐了："真是，老手了也不能简化流程啊，我记住了。"透析卫士说："正巧，小沈，你下个月要做腹膜评估，我来和你说说透析充分性检查如何'避坑'吧。首先，同天留（留取抽血前一天 24 小时腹透液引流液、24 小时尿），不漏次，确认是 24 小时哦。其次，要混均匀，尿液和腹透液都需要混均匀留取样本。刚才我和老肖的对话你也听到啦。最后，要记好总量，记得是总量，不仅仅是超滤哦。"我点了点头。另外，透析卫士还告诉我，要做个腹膜平衡试验，就是评估腹膜功能和转运特性，它需要我前一晚将一袋 2 L 的 2.5% 腹膜透析液灌入腹腔，保留固定时间，早上放出昨夜留腹的腹膜透析液后，再灌入 1 袋 2 L 的 2.5% 腹膜透析液，在确切时间点抽血（留腹 2 小时），留取刚灌入腹腔就马上引流出来的腹透液（0 小时）以及留腹达固定时间点的腹透液（第 2 小时、第 4 小时）进行化验计算。今天复诊收获很多，下次复诊准备的腹膜评估也掌握啦。

当然，复诊还需要带好自己的用药清单和处方底联，这样医生配药和调整用药的速度会更快。此外，分享我的一个小技巧，就是平时生活中、透析中遇到的问题一定要记下来，列好问题清单，这样随访时就不会忘记了。

 复诊的频次及内容要牢记

尽管我不愿意承认，但我的生活确实已经离不开医院了。就像候鸟会在冬天迁移去温暖的地方，来年春天再回来一样，我也需要定期规律地在家与医院之间往返。我也算是一种新型"候鸟"了吧。

拾掇好心情，开始了我的复诊之路。到了腹膜透析中心后，透析卫士陈护士检查了我的腹膜透析日记，问："小沈啊，最近有没有什么不舒服啊？""回去挺好的，胃口好了很多，精神也足。"我明白，这是在问我有没有什么临床症状呢。"嗯，那过来测个血压、心率，量个体重，看看你肿不肿。"透析卫士对我说道。测量的数值都挺正常，还好我出院后就把夜间吃烧烤、喝啤酒等坏习惯戒了，还增加了晚饭后的锻炼呢，果然还是有点收获的。透析卫士还问了腹膜透析相关的问题（换液、管路护理、每天腹膜透析执行、用药情况等），然后到治疗室进行换液操作，她一边看着我操作，一边宽慰我不要紧张，像往常在家里一样做。我知道，这是在检验我这段时间学习的成效；针对腹膜透析出口换药，透析卫士也让我在她眼前操作了一遍，换药的流程没有问题。透析卫士跟我强调：平时家中换药一定要检查出口有无分泌物，有无结痂，有无肉芽组织形成，有无红肿、疼痛，隧道有无压痛等，出现任何一种特殊情况，都不能大意。最后，配好药后，我和医生、护士预约了1个月后的复诊。

日子过得很快，1个月后我住进了肾内科病房。医生跟我说会做一些常规的检查，还要留取血、尿和腹透液标本，进行首次腹膜平衡试验和透析充分性评估。医生跟我解释道，腹膜平衡试验其实是用来评估腹膜功能转运特性的，确切地说，就是腹膜清除水分和毒素的特性。"那腹膜功能会改变吗？"我疑惑地看着医生。医生解释道："每个人的腹膜功能都存在

个体差异，特别是高龄腹膜透析肾友，或者有腹膜炎病史的人，都会或多或少有腹膜功能的改变，因此应该对腹膜功能进行准确评估。""医生，您说的我明白了，既然腹膜会改变，那我多久检验一次呢？检查晚了是不是要影响透析了？"我急切地问。"是的，所以我们这次安排你出院后 1 个月进行首次腹膜平衡试验，从而了解你的腹膜转运特性，之后建议你每 6 个月检查一次。当然，如果出现超滤异常，怀疑腹膜功能改变，或者腹膜炎控制 1 个月以后，也建议进行一次检查。""医生，我都透析 1 个星期了，血肌酐怎么还没有降到正常范围呢？"同病房新手术置管的肾友小李看到我和医生交谈一脸不解。"透析后还老盯着血肌酐可就落伍了，得看透析充分性。这不是巧了吗，我跟你们唠唠吧。如何评估透析充分性呢？

指标一：毒素清除是否充分，电解质、酸碱平衡紊乱是否纠正。无论是血液透析还是腹膜透析，都不能像健康的肾脏一样，使你的血肌酐、尿素恢复到正常水平，而是达到你的身体可接受的水平。毒素清除是否充分是相对于每个人的饮食量及代谢需求来说的，所以咱们需要综合饮食情况、血液、透析液及尿液的化验结果进行综合判断。"小李听到这里，急切地说："那您赶快给我测一下，看看我毒素清除充不充分。"听到他们的对话，多么熟悉，这不就是门诊上透析卫士给大家宣教透析充分性检查的内容吗？

"您先别急，对于像您这样刚开始透析的肾友，通常我们是在规律透析 1 个月以后进行检查，像沈先生这次就是刚满 1 个月来检查，后面再定期每 6 个月检查 1 次透析充分性。我们还会评估肾友容量状态是否稳定。你们可能也感觉到了，医生和护士经常会问血压高不高，身上肿不肿，水喝得多不多。容量状态是评估透析质量的关键指标之一，高质量的充分透析可以使肾友像普通人一样做到出入平衡。"说到这里小李有些得意："医生，您还别说，透析这 1 周以来，我 1 天下来的尿量确实比透析前增加了不少，这是不是说明我的肾病在好转？"看着小李满足的表情，我下意识按了按自己的脚踝，努力回想我近期的尿量。医生耐心地说道："有些人在透析后，残余肾功能确实会有所好转，这与尿毒症毒素水平下降有关。毒素水平下降后，平时的食欲、检测的血白蛋白数值及握力都会有所提升，这些指标都是衡量营养状态的客观指标。"

"是的，是的，家里人明显感觉我整体气色改善不少，我也觉得身体比以前舒服多了。"小李兴奋地分享他近期的自我感受变化。

"门诊上透析卫士分享过，你气色好转不仅是透析充分性提高的功劳，还因为肾性贫血、肾性骨病、肾性高血压等并发症得到了控制，肾脏内分泌功能继续发挥作用，这些并发症进一步得到控制。"我迫不及待地分享门诊上学到的内容。

"你虽然透析龄不长，相关知识积累得还不错嘛。"医生朝我竖起了大拇指，继续对我俩说道："复诊不仅仅评估透析充分性，还要看贫血指标、钙磷代谢情况、甲状旁腺激素水平等。像血红蛋白、红细胞及网织红细胞计数建议每月检测一次，这样能及时知道贫血改善水平，及时调整用药。那电解质就更不用说了，电解质紊乱时每周得复查，血钙、血磷、钙磷乘积每1～3个月复查一次。"

"医生，我明白了，等我出院后1个月再来复查，我已经迫不及待想知道我透析是否充分了。"小李笑着说。

很快，在医院里完成了一系列的检查，我出院了。

这些年来，我坚持定期复诊，这也让我摸清了复诊的内容和频次。每个月和透析卫士提前约好到腹膜透析门诊随访，透析卫士会询问我的一般情况，进行体格检查，进行腹膜透析出口的检查，更换外接短管，留取24小时腹透液、24小时小便，留取腹膜平衡试验所需腹透液标本，医生开检查单，留取血、尿标本，透析卫士也会及时反馈我检查结果，指导我调整饮食习惯，医生根据检查结果做处方调整及开药，我也会跟透析卫士约好下次复诊时间。下面是我掌握的检查频次：常规检查，也就是血常规、肝功能、肾功能、血电解质，每个月检测1次，达到目标值且病情稳定后至少每3个月检查1次；代谢相关指标也就是血脂血糖，每3个月检查1次，如果是合并有糖尿病的肾友，要根据血糖控制情况调整血糖监测频率，还应检查糖化血红蛋白，建议每个月检查1次，血糖达标后每3个月检查1次；贫血指标，我知道的是血红蛋白和红细胞计数，还有医生告诉我铁参数（血清铁、总铁结合力、铁蛋白等）每个月复查1次，血红蛋白水平达标后每3个月检测1次；另外，血清钙、磷水平每1～3个月检测1次，甲状旁腺激素水平每3～6个月检测1次；营养指标包括白蛋白、前白蛋白，腹膜平衡试验、透析充分性评估、中分子毒素检查这些都是半年

二、规律复诊有学问

1 次；心肺功能检查和传染病学指标都是 1 年检查 1 次；还有腹膜透析出口，每个月我会让透析卫士帮我检查 1 次。

规律的复诊让我知晓了复诊的内容和频率，也让我对自己透析的效果有了深刻了解。

4 复诊常见化验小知识

进行腹膜透析已经有些日子了，每次来医院复诊，都需要进行一系列的化验。每次在把化验单递给医生之前，心中难免忐忑不安。没办法，咱也不是很懂，只知道化验了什么，却不知道具体每一项的数值究竟是好还是坏。多亏了我良好的作息和认真的记录，医生和护士告诉我，目前我的状况保持得还不错。不过我心中做好

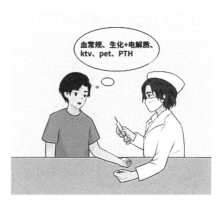

复诊化验

了"长期奋战"的准备，不能再这么一知半解下去了，我找透析卫士好好地"深造"了一番，整理了相关内容分享给大家。

（1）腹膜透析液检查

腹膜透析时，腹膜透析液通过腹膜与血液进行溶质交换。在一个透析周期内，腹膜透析液的成分处于动态变化中，直至腹膜透析液与血液内溶质达到动态平衡。当出现腹膜透析相关性腹膜炎时，腹透液的常规和生化均会发生变化。

① 腹膜透析液常规。

正常情况下，腹膜透析液澄清透明，无色或者淡黄色。如果腹膜透析引流液中蛋白含量较高，稍一摇晃就容易有大量的泡沫，但不至于出现浑浊。不同腹膜透析液所含成分不同，均不含细胞和组织成分。在腹膜透析时，腹腔内的细胞可进入腹透液，腹膜透析引流液内含有的细胞主要为腹

膜间皮细胞，一般腹膜透析液内白细胞总数≤ 100/μL。如果白细胞计数＞ 100/μL，且多核中性粒细胞≥ 50%，就怀疑发生了感染。这是诊断腹膜透析相关性腹膜炎标准之一。

② 腹透液生化。

腹透液生化主要测定尿素氮、肌酐、葡萄糖和腹膜透析液总蛋白。新鲜的腹膜透析液中不含尿素氮、肌酐，在腹膜透析时，腹透液通过腹膜与血液进行溶质交换，尿素氮和肌酐转运到腹腔内。通过腹透液尿素氮和肌酐测算，可以评估腹膜透析充分性，并根据指南推荐标准调整透析处方。

腹膜透析时，腹透液中会丢失一定量的蛋白质，每天丢失的蛋白质总量为 5～15 g。当腹腔感染时，丢失的蛋白质会增加，蛋白质含量增加，可使腹透液黏度增加，甚至形成蛋白质凝块。

③ 病原学检查。

一般涉及这方面的检查时，多半是感染了腹膜透析相关性腹膜炎，检查的意义在于明确细菌以及针对该细菌敏感的抗生素推荐，这样才能有的放矢，让医生可以针对性地用药。然而腹透液培养需要等待 3～5 个工作日才能出报告，所以在留腹膜透析培养标本的时候还会留取一般细菌涂片，明确细菌大致菌属，为医生经验用药提供依据。准确进行标本收集和处理显得尤为重要，一旦发现腹透液浑浊，应将浑浊的腹透液管路用蓝夹子夹紧，将整袋腹透液带到医院进行化验。

（2）肾性贫血的相关检查

说到"贫血"，大家能联想到的是化验单显示的血红蛋白的数值低于正常值，日常生活中表现出来的皮肤黏膜、指甲苍白，身体绵软无力，稍一活动心脏扑通扑通跳得飞快，气短憋喘，时不时就需要歇一歇，总是有气无力。然而，肾性贫血不光是化验单上血红蛋白的数值低于正常值，还包括各种因素造成的肾脏促红细胞生成素（EPO）产生不足或尿毒症血浆中一些毒性物质干扰红细胞的生成和代谢。针对肾性贫血，会进行以下相关血液检查。

① 血液常规检查。

血液中红细胞的数量和质量与血红蛋白浓度有一定的比例关系。红细胞中的血红蛋白，是一种含铁的红色蛋白质，也就是我们平常所说的血色素，它让我们眼睛看到的血液是红色的。血红蛋白在肺里与氧结合，将氧输送到全身组织，供给人体需要；在人体组织中与产生的二氧化碳相结合，将二氧化碳输送到肺部后释放，如此循环工作。红细胞就像我们身体中配送氧气的"快递小哥"一样，如果"快递小哥"不够用，人体各个器官就会处于缺氧状态无法正常运转。那么"快递小哥"红细胞为什么会变少呢？红细胞的寿命大约为 120 天，患尿毒症后毒素蓄积使红细胞凋亡加速，合成减缓，最终导致红细胞数量减少。腹膜透析肾友血红蛋白值建议维持在 $110\sim120$ g/L。

"快递小哥"红细胞还有其他兄弟姐妹，分别是"人体卫士"白细胞和"红衣天使"血小板。白细胞计数反映体内炎症情况，它的水平增高提示可能存在细菌感染，嗜酸性、嗜碱性粒细胞比例的变动则提示有过敏性、炎症性疾病的存在。血小板的正常数值在（$100\sim300$）$\times10^9$/L，过高说明身体处于高凝状态，形成血栓的风险会增大，过低时出血的风险会增大。

② 贫血组套检查。

贫血组套检查包括促红细胞生成素（EPO）、叶酸、维生素 B_{12} 和铁蛋白测定，这些"宝贝"可是造血的原材料啊！

造出红细胞的"血妈妈"称为造血干细胞，住在骨髓这个"造血房"内。"血妈妈"造出什么样的细胞需要指令，生产红细胞的指令就是促红细胞生成素，简称"促红素"。促红细胞生成素是由我们的肾脏产生的，当肾脏生病后，就可能会出现促红细胞生成素缺乏。往往肾功能越差，促红细胞生成素缺乏越严重，贫血就越常见越明显。促红细胞生成素测定可以帮助判断贫血类型及估计治疗贫血所需促红细胞生成素的剂量。

红细胞的生成除了"血妈妈"接受指令之外，还需要一定的营养原料，原料中最重要的就是铁，除了铁还需要适量的维生素 B_{12}、叶酸等辅助物质，促进红细胞的发育成熟。叶酸、维生素 B_{12} 浓度的测定有助于精准分析有无必要补充叶酸和维生素 B_{12}。

铁蛋白主要由肝脏合成，分布于全身各组织，以肝、脾、骨髓含量最多。血清铁蛋白是结合铁和贮存铁的主要场所，肝所含铁 50% 以上以铁蛋白形式存在。一般血清铁蛋白的水平可以反映体内铁储备情况，是检查体内铁缺乏的最灵敏指标。

（3）生化相关检查

① 血清白蛋白和前白蛋白。

血清白蛋白的高低是反映我们体内蛋白质够不够的重要指标，建议肾友血清白蛋白水平在 35 g/L 以上。血清白蛋白低于 35 g/L 就是发生了低蛋白血症，就非常容易手脚水肿，肾友们如果血清白蛋白不达标，首先就要检查自己每日食物摄入的蛋白质是否达标，对于大多数肾友来说，每天蛋白质摄入量是 1.0～1.2 g/kg。前白蛋白比血清白蛋白具有更高的敏感性。经常在门诊听到透析卫士提醒部分肾友吃超标了，肾友还会极力辩解自己没有多吃，这时候透析卫士就会将前白蛋白检测结果呈现给肾友。

② 血清肌酐和尿素氮。

在腹膜透析时，血肌酐和尿素氮不仅表示透析的量，还分别反映近期肌内蛋白和蛋白质摄入情况。当然，透析以后还老盯着血肌酐可不行，应更多地关注肌酐变化幅度。如果在每日蛋白质摄入改变幅度不大的情况下，肌酐涨幅较快则说明透析效果不佳，是透析不充分的表现。

③ 血清胆固醇。

血清胆固醇与血清白蛋白一样，能反映内脏蛋白质情况，血清胆固醇值下降多与蛋白质及能量摄入不足有关。大部分肾友会出现血清胆固醇和甘油三酯增高的现象，主要是因为葡萄糖腹膜透析液中的葡萄糖被人体吸收。持续血糖升高会造成一定的影响，就像吃了大量的甜食会出现体脂增加、高血脂等代谢异常问题，再加上肾友喜欢静坐等，这会进一步加重代谢异常。因此，肾友尤其要定期监测这项指标，动态调整饮食结构，改变生活方式，管住嘴，迈开腿，必要时服用药物。

④ 常见电解质指标。

肾友也需要密切关注血液中钙、磷、钾等离子的变化。对于每个肾友来说，皮肤瘙痒是个小病，却是个大麻烦，严重影响生活质量，而这个麻烦往往与血磷升高有关。磷是人体必需的营养素之一，少了不行，多了也不可以。在日常饮食中，磷含量很充分，一般人群极少发生血磷异常。对于肾友而言，磷可真是个黏人的家伙，肾脏坏了，磷就赖在体内排不出去，透析治疗不能完全代替肾脏的磷清除能力，所以肾友易出现高磷血症。

钙是人体中非常重要的元素，一个正常成人总钙含量为 1～2 kg，其中 99% 储存在骨组织中，其余的 1% 溶解于体液及软组织中。食物中的钙，主要在小肠吸收，活性维生素 D 是促进钙吸收的重要元素。肾功能异常时，活性维生素 D 生成受阻，从而导致小肠钙吸收受阻，这时就会出现低钙血症。通常肾友早期会出现钙减少、磷增多的状态，但人体有丰富的代偿机制，当血钙减少时，甲状旁腺可以敏感地察觉到，甲状旁腺激素分泌会显著增加，试图把储存在骨骼中的钙释放到血液中，同时磷也会被一同释放出来，而肾功能异常者，磷无法排出，甲状旁腺就会更加"努力"工作，分泌更多甲状旁腺激素，这时就出现了继发性甲状旁腺功能亢进。由于钙的释放，人的骨质越来越疏松，而血液中不断增加的钙和磷使得血管不再柔软，钙磷紊乱，这就出现了肾性骨病。

甲状旁腺激素虽不属于生化检查中的项目，但它与钙磷关系密不可分，所以我一起分享一下甲状旁腺激素水平。甲状旁腺激素很重要，我们需要把它控制在 150 pg/mL 到 300 pg/mL 之间，这个激素水平高于 600 pg/mL 时，用药效果不佳，需要尽快完善颈部 B 超，看有无增生的甲状旁腺腺体。

钾是人体中非常重要的一种离子，如果我们把人体内的细胞膜想象成一道墙的话，大部分的钾离子都被围在墙内活动，它们维持着人体神经、肌肉细胞的正常活动。血钾正常值是 3.5～5.5 mmol/L。肾友会发现未进行腹膜透析之前经常高钾，规律腹膜透析之后容易发生低钾。面对化验单上血钾忽高忽低，对此不要紧张，你只要掌握一些技巧就能让血钾曲线恢复到正常的平坦线。炎炎夏日，肾友容易大汗淋漓，或者是吃坏东西腹泻，或者是胃口差没有食欲，都会导致钾的排出大于摄入，最后导致低钾，那就要在饮食结构上适当增加点高钾食物。如果指标低得很严重，那就要听取医护人员建议，口服补钾药物。补钾有没有效果，复查很有必要。

（4）透析充分性评估和腹膜转运特性评估

透析充分性评估，它评估小分子毒素清除的情况，在一定程度上可

二、规律复诊有学问

以帮助医生判断现在的透析方案合不合适，要不要调整。没有直接评估透析充分性的指标，它需要通过 24 小时尿液、24 小时腹透液及抽血检查结果计算获得。目前公认的透析充分性标准为每周尿素清除指数（Kt/V）≥ 1.7，每周肌酐清除率（Ccr）≥ 50 L/1.73 m²。临床上不能采用单一指标评估透析充分性，还需要结合尿毒症临床症状（失眠、恶心、呕吐、乏力等），还有血压和水肿的情况、营养状态等。那么留取 24 小时尿液和 24 小时腹透液该注意些什么呢？

① 留取同一天的 24 小时腹透液和 24 小时尿液，抽血当日或前一天留取。

② 留取 24 小时尿液的当天早上 7 点膀胱排空，接下去每次尿液都留桶，到第二天早上 7 点再次排空膀胱尿液至桶内，中间尿液不漏次留取。

③ 尿液和腹透液都需要混匀后取标本，道理很简单，这些标本静置后大分子物质会下沉，不同层面取的标本浓度不一样，计算出的结果就会大相径庭。

④ 全天的尿量和腹透液引流量都要记好。

有关标本混匀，门诊上看到其他肾友理解和执行各不相同。一次，门诊上一位张大爷一只手拎着 4 袋腹透液，一只手捶着腰，喘着气，慢悠悠地走进诊室，一屁股坐在凳子上，不满地抱怨道："陈护士，做这个检查简直要我半条老命，要是每次都这么费劲，我宁可不要检查啦。我吃得下，睡得着，干家务也不吃力，不用化验也知道自己好得很！"透析卫士哭笑不得，连忙上前帮张大爷"卸货"："张大爷，拎这么多腹透液，别说您老人家了，就是我们这种年轻人也会很费劲的。咱们只要将腹透液记录好引流量，充分混匀，然后每袋留取大概 20 mL 的标本就可以啦。""家里哪有那么大的东西装这么多的水啊，瞅瞅这袋子，2 400 mL、2 300 mL、2 200 mL、2 500 mL，足足十八斤八两呢！""是哦，上个月跟您交代的时候还关照了一句千万不要把全部腹透液拎过来，咱们可以等比例抽取给自己减减负呢！您看，您都按 1% 比例抽取的话，是不是只要带 24+23+22+25=94 mL 就可以了，那样不是轻松多了？"张大爷用手轻轻拍了拍自己的脑门，恍然大悟道："你给我的检查前清单上备注事项了，结果被我弄丢了。下次来之前我得打电话确认一下，让自己轻松点。"

和透析充分性评估一起进行的是腹膜功能评估，一般透析后 1 个月，以及以后每隔 6 个月都会进行一次。腹膜功能说白了就是腹膜清除水分和毒素的能力，更确切地说，应该是腹膜清除水分和毒素的特性。这种功能只有在腹膜透析的时候才能体现出来。不过，近年来的研究表明，每个人的基因对腹膜功能也会有影响。那什么样的腹膜功能才是最好的呢？这个没有标准答案，就以肤色为例，黄种人、白种人、黑种人各有各的特点。同样的，每个肾友的腹膜功能，也要具体情境下看"好"与"坏"。大部分肾友的腹膜排毒和排水的能力都还行，腹膜功能处于平均水平，一部分肾友的腹膜排毒能力差些而排水能力还行，还有一部分肾友的腹膜排水能力差些而排毒能力还行。医生会结合这些特性，调整腹膜透析方案，以期达到最优的透析效果。

那我们如何知道自己的腹膜功能或特性呢？我们普遍采用的方法是腹膜平衡试验。具体的做法是腹膜平衡试验前夜将一袋 2.5% 的葡萄糖腹膜透析液 2 000 mL 放入腹腔，留腹 8～12 小时，第二天晨起引流出前夜留腹腹透液。肾友取卧位，将 2.5% 葡萄糖腹膜透析液 2 000 mL，以每 2 分钟 400 mL 的速度在 10 分钟内将腹透液全部灌入腹腔，结束时计时为零小时。分别在 0、2、4 小时留取腹透液标本，并在 2 小时抽取血液标本，然后通过公式计算得出每个人的腹膜转运特性，医生根据计算公式"量体裁衣"制订腹膜透析方案。腹膜平衡试验有 4 种结果：第一种是高转运，第二种是高平均，第三种是低平均，第四种是低转运。如果是高转运，意味着腹膜透析以后毒素清除能力较好，但是水分的清除能力较差，也就是超滤的能力较差。如果是低转运，也就意味着对毒素的清除能力较差，对水分的清除能力较好，也就是超滤较好，这个时候可以延长留腹时间进行排毒。如果是高平均和低平均转运，一般不需要调整腹膜透析方案。腹膜功能在长期的透析治疗过程中会有或多或少的变化，多数表现为排水排毒能力均有下降趋势，若肾友们怀疑自己腹膜功能发生了变化，可以去腹膜透析中心重新进行腹膜平衡试验来评估。

（5）其他体液类化验

尿常规和粪常规也是门诊经常涉及的化验项目。尿液里如果出现红细胞，那就说明可能有泌尿系统的出血。似乎做了腹膜透析之后尿常规报告中出现白蛋白，我不再像以往那么紧张了，肾脏受损，蛋白尿阳性在所难免。反倒白细胞计数增高更困扰肾友，白细胞计数增多，可能有尿路感染，正常人尿路感染时鼓励多饮水、勤排尿促进尿路的自我冲洗，而腹膜透析的肾友水分摄入不能自由，建议及早前往医院就诊。

粪常规检测中最需要关注的是隐血试验。如果隐血试验阳性的话就提示可能存在消化道出血了，我们在平常生活中也需要有意识地关注一下大便的颜色。正常大便是黄色的，如果发现大便颜色暗红甚至发黑那就要考虑是不是有胃肠道出血。肾友们长期服用铁剂也会导致大便发黑，切莫看到大便发黑就担惊受怕。通常情况下，积极调整、纠正贫血之后，血红蛋白提升不明显甚至下降，在没有其他显性出血的情况下，医护人员会建议做一个粪常规＋隐血试验的检测，明确有无消化道出血，为对症下药提供依据。

化验单的各项检查都有一个正常范围，是正常人正常情况下的范围，但是肾友的很多指标大多数情况下是"不正常"的，无论怎么调整、治疗也不会达到正常，所以就有了"相对正常"范围。要清楚掌握肾友的"正常"范围已经很难，因此配合规律随访显得尤为重要。确定了指标适合的空间范围，还要加入时间因素来进行分析。单张的化验只是一个时间点，要想做得好，需要把以前至少半年的数据做成表格，这样可以简单明了地进行数据比较。通过数据连续变化方向和变化趋势，来找出变化的原因。在分析的时候我们只会看某个值，而透析卫士们在分析指标时会综合考虑相关因素的影响，比如PTH（甲状旁腺激素）和钙，血钙直接影响PTH，如果不考虑钙的因素，单独看PTH就会有偏差。

总之，化验单中的学问还挺多的，学会自己看化验单有助于了解自身的情况，从学习看化验单到学习综合因素的分析，并学会调整以让指标回归到合适范围，保持稳定状态，这个过程没有终点，一直会在路上，肾友们也不必"硬学"。现在的学习是为了解决自己的实际问题，不是为了考试、炫耀，不懂的地方还有透析卫士在身边随时答疑解惑。

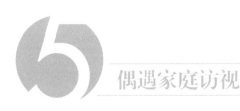

偶遇家庭访视

自从生病，我逐渐意识到，我最大的敌人不是疾病本身，而是与其抗争的时间和我的意志力。我在这方面算刚入门，偶然间与邻居闲聊，发现同一个小区的老张可是这方面的"老人儿"啦，他已经有十多年的经验了。老张是个豪爽人，一听我的故事就觉得我们俩有共同语言，这不，今天还邀请我去他家坐坐呢。我们聊得挺开心，一下子忘了时间，正好遇见了来他家进行家庭访视的透析卫士们。

来的人中有一位是我认识的——我的透析卫士。"呀，是小沈呀，和老张认识啊。"透析卫士陈护士笑着对我说。"陈护士，好久不见，我和张伯也刚认识，今天来串串门。"我说，"没想到遇见了您，正好我也来学习学习。""老张，我们今天来看看你，最近过得咋样呀？"同行的是冯医生，他那和善的面容让人看了就像吃了定心丸一般。"过得还行，吃嘛嘛香。"老张乐呵呵地说道。"那挺好的，今天腹膜透析做到第几袋了呀？""正好待会要做第二袋。"说着老张起身带领我们参观他的"私人空间"。老张说这间屋子是专门用来给他做腹膜透析的，打开房间门，映入眼帘的是放在地上的十来箱腹透液，许是早上拖了地，腹透液纸箱边角有潮的痕迹。"呦，老张啊，腹透液直接放地上可不好，建议你箱子下面垫块木板，防止过潮。"我看了老张的摆放，忍不住插嘴道。"小沈说得对，我放得有些随意了，待会就让儿子搬一下。""张伯，您真勤快，一早上不仅消了毒还拖了地。"闻到房间里 84 消毒液和紫外线味道的我说。"是呀小沈，我习惯早上把这些做好，都说腹膜透析操作和消毒须关闭门窗，除了必要的进出，这间屋子门窗我都是关着的，安全系数妥妥的。"老张自信满满。透析卫士语重心长地说："老张，这门窗开关也是有要点的，腹膜透析操作时和消毒时关闭门窗，是为了使房间里的空气流通减少，从而使空气消毒效率提高，操作时空气洁净程度维持较高水平，但其他时候如果一直密不透风，人会感觉不适，造成缺氧，且长期空气不流通，细菌落在角落里容易滋生，风险更大，我们还是要每天通风呼吸新鲜空气的。"我和老张同时点了点头，原来门窗的开关也有学问。后来老张做了腹膜透析换液操作，果然是老手，无菌观念、洗手时机、操作要点都很到位，引得透析卫士一阵夸奖。老张坐的沙发有些低矮，不自觉地挪了挪屁股，整个人还是蜷缩在沙发里。老张索性往后一仰，将脚架在前面的凳子上。"老张您真经不起夸赞呢！"透析卫士连忙上前阻止，"肾友应尽量避免盘坐、跷二郎腿等动作，如厕应采取坐式马桶，避免深蹲，做透析时尽量避免矮脚凳，谨防体位引起腹压改变，引起漂管等。"老张立马端正坐姿，继续完成换液操作。

"瞧我这老糊涂，聊了这么久，老师们连一杯水都没喝上呢。来，给大家尝尝儿子前些时候带回来的普洱茶，味道还不错，我每天要喝两茶缸呢。"老张指着桌上的茶杯说道。"哟，您每天喝这么多呐，趁着喝茶的空，我来看看您的腹膜透析日记本。"冯医生说道，"记录得挺详细的，只是您最近的超滤有些少，腹膜透析做了这些年，小便几乎没有了。让我看看您的脚踝吧。"老张连忙撸起裤脚，冯医生捏了捏，发现皮肤有些微微凹陷。"老张啊，您这身上水攒多了呀。俗话说，水能载舟，亦能覆舟。没有水，人体不能存活，但水过多也是万万不能的。您这腿上现在轻度凹陷水肿了，再这样下去就可能血压升高，一动就气喘吁吁了，不加控制的话最终可能要引发心力衰竭。这普洱茶虽然好喝，但也要适量呀。"老张愣了一下，说："冯医生说得是，我这年纪大了，平常也没个什么特别爱好，就爱喝茶，都没发现自己脚踝肿了，看来我得好好控制控制喽。"我在一旁看着，默默记在了心里，看来以后亲戚朋友聚会时啤酒、饮料之类的要少喝了。"呦，您爱吃红薯和南瓜呀？"透析卫士指着老张家里堆在厨房的红薯和南瓜问。"老师您观察可真仔细，红薯、南瓜蒸着吃软软糯糯的，我这牙口不好，几乎是每天的主食呢。"老张笑着说，同时拿出了小本本，上面是他的饮食记录。我暗暗觉得这个习惯挺好。仔细看他的记录，早餐：红薯、鸡蛋、牛奶；午餐：米饭、豇豆炒肉、西红柿炒蛋；晚餐：南瓜粥、拌黄瓜、红烧肉。"这就难怪了，还记得前面你反复高钾，这原因不就找到了，红薯、南瓜含钾丰富，吃得多，自然钾就噌噌往上涨了，您这饮食记录的习惯值得表扬。不过，没有食物的具体量，要想算出您这些食物的热量及蛋白质摄入量就有些困难了。""那可以给这些食物加上量词，例如，红薯 1 个、牛奶 1 盒、南瓜粥 1 碗、拌黄瓜 1 根。"我补充道。"这样要比老张记得稍微清楚些，但一千个人眼中有一千个哈姆雷特，'个''盒''碗''根'，这些也可大可小啊，正所谓差之毫厘，谬以千里，这样也无法准确计算，最好的方法自然是称重。称重虽说不难，确实耗费精力，但也是有小技巧的，咱们可以使用自己的拳头或手掌作为参考，或者使用有明确容量的盘子、碗或杯子等来估算。"透析卫士说完，我和老张连连点头。透析卫士又细心地评估了老张的饮食情况，告诉他控制入量的同时要配合低盐、低钾饮食，告诉了他控盐少钾的小妙招，我也默默记在了心里。"老张，我记得您每次都要配通便药物，那么，大便不好，除了饮食方面要注意，还要搭配活动，您平时运动吗？"透析卫士问。"平时我喜欢和人坐着聊聊天，下下棋，要说运动嘛，我最多的就是遛弯了。遛弯嘛，心情好，又不累。"老张依旧笑着。透析卫士耐心地说："遛弯虽好，但我们更提倡快走，当您迈开步伐，甩开手臂，就自然能感受到呼吸急促、心跳加快起来，和遛弯相比，快走才称得上是一种最方便和最常见的有氧运动。每周坚持 3～5 次快走，每次保持半小时以上，一定会益处多多，您便秘的情况也会改善的。"后来透析卫士又教了我们腹部按摩的手法，也是保持肠道畅通的好方法。家庭访视结束了，我学到了很多，也跟老张告别回家休息了。

据说有的肾友家访遇到烧饭时间，透析卫士会顺便观看肾友家中的烹饪方法、盐勺使用情况以及饮食结构，然后结合肾友的情况针对性地指导需要改进的地方。

这次访视"偶遇"真是幸运，透析卫士直接到家里发现的问题都是针对个人存在的，及时发现居家问题，指出问题，给到解决方案，这些都让我受益匪浅。

三

我是自己的保健师

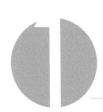

我的一些好习惯：巧用饮食日记

俗话说，"民以食为天"。相信很多肾友和我当初刚开始腹膜透析治疗时一样，最关心这些问题："我能吃什么？""人家能吃的我能不能吃？""我能吃的量应该控制在多少？怎么吃？"其实我以前也是妥妥的吃货一枚啊，生病那会儿也迷惘了很久。

开始腹膜透析治疗后，我明白了随着残余肾功能的逐渐下降，饮食方面的限制也变得越来越多了。我和其他肾友一样，是需要长期居家治疗的，我们不但需要保证蛋白质、热量等的摄入量，还需要限钠、限水、限磷、限钾。3 年的实践经验告诉我，饮食记录就是营养师评估肾友营养摄入是否充分和合理的重要参考，记饮食日记有助于营养师协助肾友准确地计算其热量、蛋白质等宏量营养素以及矿物质、维生素等微量营养素的摄入情况，发现饮食中的不合理，评估营养摄入是否足够或者超量，培养科学的饮食习惯，为饮食治疗提供科学依据。根据饮食记录，营养师及透析卫士还可以对存在的问题给予有针对性的指导，结合病情开出个性化的"饮食处方"；同时，经常记饮食日记也会调动我们的积极性，从被动接受透析卫士口头宣教转变为主动参与自己的健康管理，从而获得更好的医疗效果，减少相关的并发症，提高生活质量，降低医疗费用。可见，饮食记录是多么重要啊！

可能会有肾友疑惑了，我要怎么记录呢？大家伙儿别急，容我一一道来。我总结了关于饮食记录的几个注意事项：首先，准备记录前还得先接受营养师的相关指导和培训，最初几次记录后要及时进行反馈，获得进一步指导，做到规范记录，因为我所在的腹膜透析中心有专职的营养师，所以沟通更加方便。饮食日记需要记录一周内连续 3 天的饮食情况。如果是上班族，建议最好是 2 个工作日 + 周六、周日中的 1 天。因为大部分人的周末和工作日的进食习惯和饮食是不同的，所以需要将全天 24 小时所摄入的食物（含饮料、零食、保健品、酒等）准确记录、尽量详尽，做到不缺、不漏。记录内容包括食物的名称、摄入量、烹饪方法及食用油量、调味品、水等；记录的食物重量通常指生重，记录单位要统一，如固体食物为克，液体食物为毫升；混合性食物如包子、饺子、馄饨、锅贴、馅饼等应按所用生面及馅（如肉、菜及其他配料）的名称、重量分别记录。我的习惯就是将记录本随身携带，尽量减少外出就餐的次数，购买有外包装的食品时养成查看营养成分表的习惯，尽量不购买成分不明的食品。饮食日记中可添加服药情况，如磷结合剂的剂量及服用时间，近期的相关化验指标，甚至可加入体重、血压、运动方式、运动时间等情况，可以逐步将饮食日记过渡到透析自我监测日记。最后，值得注意的是，可以根据化验指标不断反省，纠正一些不良饮食习惯，寻找替代食品，逐步建立适合自己的科学饮食方案。

得益于互联网的发展，手机软件（APP）能让肾友对在家的透析数据及时进行记录并同步上传至医护端，让我们跟透析卫士们沟通更加方便和快捷。不得不说，对于我这种程序员来说，这更是省了不少麻烦事。从去年开始，每天吃饭时，我只要通过 APP 拍照片上传饮食记录，医院的营养师会定期进行个性化的反馈和指导。周末休息时，我会自己在家做饭，利用厨房秤进行食物称重。在外就餐时还可以通过查询食物营养成分大全，来掌握一些美味食物的钙、磷、钠、钾等的量，避免摄入过多，造成对身体的伤害，特别实用、方便。

每个月到腹膜透析中心随访时，有些肾友也会抱怨说："天天记录，真是有点麻烦啊，我心里有数不就行了吗？"其实，饮食日记和腹膜透析日记本记录的重要性是一样的，透析卫士经常会"唠叨"，尤其是容量出现问题时，交代大家进行 3 天饮食日记记录。肾友原本对生病这件事就忧愁，各种"控制饮食""低盐饮食""优质蛋白饮食"的说法，一日三餐的饮食也让肾友陷入了忧虑和困惑中。

那哪些人需要记录呢？我的好习惯就是刚开始透析时养成的，所以建议刚刚开始选择腹膜透析的肾友，一定要坚持从头开始。有以下情况的肾

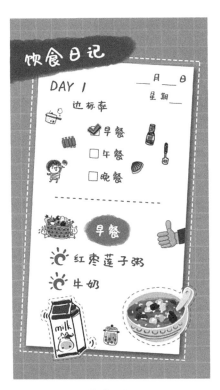

饮食日记

友务必记饮食日记：感觉身体虚弱、疲乏无力，食欲明显下降，进食量少甚至不能进食，出现持续体重减轻的肾友；出现不明原因水肿、胸/腹腔积液，合并高血压，近期血压波动较大，控制不佳的肾友；反复高磷血症、高钾血症、贫血、低蛋白血症等检验指标异常的肾友；合并有糖尿病、高血压、冠心病、慢性阻塞性肺疾病（COPD）、高脂血症、肥胖或脂肪肝的肾友。我们可以准备一些标准的饮食餐盘来记录饮食情况，我也是学习肾友老周的经验，比如使用100 g主食的饭碗、250 g的餐盘用来吃蔬菜、掌心大小的荤菜、拳头大小的水果，这样也是挺方便的。

聊了这么多，那么就以我的3天饮食日记为例，分析营养摄入情况吧。我的基本情况：30岁，身高175 cm，体重72 kg，身体质量指数（BMI）23.5 kg/m²，尿量1 200 mL/d；进行透析治疗3年。我当时遇到的情况及问题是：血压偏高（150/90 mmHg），晨起眼睑水肿，夜晚时双下肢按压轻度凹陷性水肿。血红蛋白105 g/L，血清白蛋白偏低（36 g/L）。

营养师给我的建议是：

① 饮食记录及称重须更加详细、准确。

② 平均每日能量摄入约为1 800 kcal，偏低。蛋白质摄入量约为70 g，脂肪约为50 g，碳水化合物约为250 g。建议适当增加主食摄入量，每日主食生重300 g。

③ 钙元素摄入偏低，可每日增加1盒无糖酸奶。

④ 控盐不到位，烹饪应多清蒸和水煮，减少盐等调味剂摄入量。

⑤ 每日蛋清、牛奶、瘦肉等优质蛋白质摄入充足。

⑥ 蔬菜水果总量适宜，钾元素未超标，每日蔬菜摄入不超过500 g，

水果摄入不超过 200 g。

⑦ 尽量避免外出就餐，减少芝麻酱等高磷高钾食物摄入。

⑧ 控制水、盐摄入的同时，关注体重变化，减至 70 kg；监测血压及尿量情况。

⑨ 针对肾性贫血，可适当增加猪血、鸭血等血制品类食物摄入，药物治疗还需结合临床。

目前状态：居家腹膜透析至今 3 年，体重趋于稳定，基本保持在 70 kg，血压较前好转，120～130/70～80 mmHg。贫血，钙、磷、钾、钠等检验指标都达标，身体各个方面感觉也很舒适。

细致的肾友还可以在家里烹饪，详细记录。饮食记录举例，如果吃的是"西红柿炒鸡蛋"，要记录"西红柿 50 g，鸡蛋 50 g"，而不是写"西红柿炒鸡蛋 100 g"。同理，如果吃的是"青椒炒肉丝"，要记录"青椒 50 g，猪肉 50 g"，而不要写"青椒炒肉丝 100 g"。

俗话说："万事开头难"。我一开始写饮食日记也会有点不适应，经过慢慢学习、摸索，才找到了最适合自己的饮食方式，成为管理自己身体的主人。作为过来人，我想说的是，良好的习惯能改变我们的人生，一本饮食日记，就是自己的一条健康之路。饮食记录，就是记录越来越自律、越来越美好的透析生活！

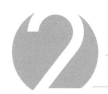

2 我需要对自己负责：学会自我监测

前几天和一位肾友聊天，他说："突然有一瞬间觉得自己真的走错了好多路，回头想想生病之前的种种征兆，原本自己可以避免走上透析这条路的，但却因为一时的放纵，而让自己偏离了人生的轨迹。"……每每听到此种感叹，总会有种似曾相识的感觉！也许我们都是这样过来的吧！

时过境迁，回想自己那些熬夜、吃垃圾食物的经历，才发现，其实就是"无知者无畏"，当知晓疾病的危害后却仍然对自己不负责任，装作视而不见，得过且过。过去的种种告诉我，在人生这条路上，你若能走出悲剧，那最终往往就是喜剧；而你若沉湎喜剧，那结局就常常会是悲剧。所以，不要抱怨生活太难，也不要再说人生就是一出悲剧或者喜剧。因为很多时候，只有学会对当下的自己负责，才不会在未来的日子里"悔不当初"。所以，开始腹膜透析后，我格外珍惜生命，格外珍惜家人对我的爱，我必须对自己负责，好好透析，认真做好自我监测。

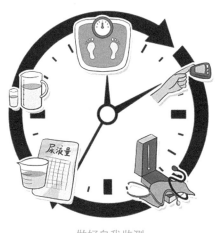

做好自我监测

聊一聊血压的自我监测吧。想必大家在日常生活中经常会听到有人得了高血压，曾经我也面临同样的问题和困扰。做了腹膜透析3年多，我在肾性高血压的自我监测和管理方面也有了些总结和思考。还记得刚刚进行腹膜透析时，我的血压一度难以控制，甚至清晨血压达到了200/110 mmHg，而且没有感觉到什么不舒服。后来听查房医生讲解得知，在未服用降压药的情况下，非同日 3 次测量血压，收缩压 ≥ 140 mmHg 和（或）舒张压 ≥ 90 mmHg，那就可以诊断为高血压了。最近我关注了新闻，首部《中国高血压临床实践指南》发布。其中，推荐将我国成人高血压诊断界值下调为收缩压 ≥ 130 mmHg 和（或）舒张压 ≥ 80 mmHg。回想生病之前，我那时刚刚大学毕业，因为熬夜和不节制的暴饮暴食，起初单位组织体检，收缩压 ≥ 160 mmHg，自己未重视，很有可能就是高血压导致了慢性肾脏病。后来生病了，开始腹膜透析之后，我才开始重视起来，了解到高血压对我们身体健康的影响极大，它主要会损害我们的心、脑、肾和眼。高血压和肾脏病之间关系密切，两者常互为病因和加重因素。由高血压所致的肾损害在我国终末期肾病的发病因素中排第 3 位，而肾友中高血压患病率更是高达 91.7%，由此也能从侧面反映出肾友们控制好血压的必要性。

说说我现在的血压自我管理吧。首先，得遵医嘱服药。如果我的血压 ≥ 140/90 mmHg，我会及时到腹膜透析门诊就医，听从医生的建议，调整用药，然后遵从医嘱规律服药。以前我也会忘记服药，后来我的肾友陶大哥教了我一个窍门，可以从网上买一个便携式 7 天药盒，随身带着，再用手机设置闹钟提醒，这样就再也不会忘记服药啦。大家切不可擅自停药或加药哦。其次，要学会监测血压。3 年来，我坚持每天测量血压。我使用的是臂式全自动血压计，血压计就放在我的床头柜上。每天早晨醒来和晚上睡前各测量 1 次血压，周末还会加测服药后的血压情况，并记录血压值和脉搏次数。再次，便是改变生活方式。以前我体重高峰达到了 90 kg以上，生病之后我下定决心减肥，每周运动 3～4 次，每次累计 45 分钟，运动方式包括快走、慢跑、骑自行车、爬山等中等强度运动。通过有氧运动配合低盐低脂健康饮食，始终把体重控制在 70 kg 左右。从透析卫士的谆谆教诲中我也知道了，水肿是会导致高血压的，因此合理饮食，平时必须控制盐的摄入，避免口渴而增加水分的摄入，发生水肿，导致血压波动。不熬夜，戒烟限酒，适时给自己减压，缓解焦虑情绪，保证睡眠，也是控制血压的好方法哦。

最后，一定要根据医生的指导，设定自己血压的控制目标。有研究表明，血压总体呈现冬季最高、春季下降、夏季最低、秋季回升的趋势。气温是血压季节性变化的主要影响因素，温度降低，收缩压、舒张压均有所上升；冷刺激会增强交感神经活性，促进人体释放一系列激素，血管张力下降，血压升高；冬天肾脏排钠负荷增加，机体为排出过多的钠，必须使血压增高才行。我在夏天的时候也偶尔有低血压的发生，医生也会提醒我及时停药，所以具体的控制目标还是要听从医生的建议。大家也不要过于在乎数值，并不是说血压越低就越好，过低的血压也是不利于我们的健康的，比如会造成老年人和体弱的肾友大脑缺血的情况。我们需要平稳降压，安全达标，保证身体的舒畅。

说完了血压的自我监测，再来聊聊血糖的自我监测。虽然我没有糖尿病，但是我的外婆已经患糖尿病 10 年了，平时她在家进行胰岛素治疗。为了帮助外婆减少糖尿病导致的并发症，我会帮助她一起做好自我监测。日常饮食注意控糖，进行适当的运动锻炼，定期监测，并记录血糖，遵医嘱注射胰岛素。记得之前透析卫士在"腹透家园"沙龙里也讲过，对于糖尿病肾友来说，因同时存在胰岛素清除变化，胰岛素敏感性下降和含糖透析液的影响，血糖控制变得更加困难，因此血糖监测变得尤为重要。血糖监测对于提高血糖控制水平，预防糖尿病的急慢性并发症，有着不可估量的作用。肾友应每日监测血糖，将血糖控制在理想范围内，可减少多饮和口渴感。目前国内临床常用的腹透液均以葡萄糖作为渗透剂，就含糖腹透液而言，采取不同的灌入量、浓度、存腹时间，通过腹腔吸收的葡萄糖量差别很大。因此，随着残余肾功能的丢失，需要不断调整透析处方。也就是说，控制腹透液中葡萄糖的浓度，对于控制高血糖有着重要的意义。糖尿病肾友也不必听"糖"色变，医生会根据肾友的具体情况选择合适浓度的腹透液，帮助肾友们在维持体内容量稳定的基础上，合理控制腹透液的葡萄糖含量。而且，随着医学发展，不含糖的艾考糊精腹透液已进入中国市场，对我们来说也是利好消息。

腹膜透析与血液透析相比，独立性更强，肾友们通常可在家中自行治疗，更多的是依靠自身，且在腹膜透析过程中，大多数腹膜透析肾友可能会遇到如透析充分性、腹膜透析相关感染、导管功能障碍相关问题，对腹膜透析新手更是如此。所以学会对自己负责，坚持自我监测，对于我们来说就意味着透析之路更长久、更顺利。借助互联网的发展，居家自我监测已经变得更加简单、方便了，透析数据可通过一些自动化设备上传（如换液袋数、换液的时间、透析液浓度、引流／灌入量及超滤量），健康数据由肾友手动输入（如血压和每日的液体摄入量、尿量、体重），进行拍照或者特殊备注。这些数据记录后会上传到云平台，自动整理成可视化的图表，肾友们和医生都能及时看到这些数据。

腹膜透析治疗是一场长期的攻坚战，拒绝"温水煮青蛙"，拒绝未来"悔不当初"，主要还得靠我们自我的监测和自我管理。希望以上的方法能帮助大家有信心和恒心管理好自己，从而方便医生选取最优的治疗方案，进而帮助肾友们实现对自己透析之路的有效管理。

附　录

居家腹膜透析小贴士

（1）透析问题"绿色通道"

腹膜透析是有效的肾脏替代方式，伴随肾友生命的漫长过程。腹膜透析为居家治疗，住院时间短，大部分时间需要肾友自己进行换液操作、记录，出口换药以及调整生活方式等自我管理，肾友自我管理能力的提高很大程度上依赖医护人员的指导。漫长透析路会出现各种异常情况，如短管脱落、外接短管污染、腹膜透析液渗漏、引流不畅、腹膜炎等，患者不会正确应对就会导致严重后果。苏州大学附属第二医院腹膜透析中心开通透析问题的绿色通道，周一至周五开设"全日制腹膜透析门诊"，提供专业技术指导，随时接待肾友。

为了更好地服务广大肾友，腹膜透析中心组建"腹透家园"微信群，每周六晚上 7:00—8:30 主持问答沙龙，答疑解惑，科普知识，让肾友享受更贴心的服务，架起医患沟通的"连心桥"。如果您有这方面的需求，请添加"苏大附二院腹透中心"微信咨询，加入这个家园享受免费贴心服务。

如今互联网医院已不新鲜，您还可以通过互联网医院，实现"云就医"。具体操作步骤：搜索微信公众号"苏州大学附属第二医院"—点开自主服务中"互联网医院"—搜索"腹透"，腹透中心 4 位专职护士可供咨询选择，尤其是图文咨询可以将现状用视频或图片呈现，让专职护士形象直观地看清问题，了解状况。

（2）透析相关计算公式

① 容量平衡相关计算公式。

肾脏就像一个平衡调节器，默默无闻地保障着身体内液体平衡。中国

人讲究"中庸之道",液体管理则讲究"平衡之道",肾友们会经常使用到以下计算公式:

$$每日总入水量 = 每日尿量 + 每日腹膜透析超滤量 + 500\ mL$$

每日腹膜透析超滤量计算,因个体差异每个人腹腔容量大小不同,透析剂量也各不相同,再加上腹透液需要留腹而不是当场放出,可分为两种情况。

情况一,CAPD肾友,每次一套双联系统去掉外包装后放到台秤上称重,为重量1(大约2 250 kg);换液完毕后,整个系统再称重,为重量2,每袋超滤量 = 重量2-重量1。

情况二,DAPD肾友,不管灌入量为多少都可以理解为超滤量 = 引流量-灌入量。只是这里的灌入量有部分肾友会纠结,因为腹腔小的没有全部灌入还剩一部分,那灌入量就不是完整的称重重量了。其实大可不必为此纠结,腹膜透析超滤是连贯的,只要每袋不相差甚远,完全可以将一天的灌入量和引流量统计计算。

$$一天的超滤量 = 引流量-灌入量$$

② 钙磷乘积 = 血钙 × 血磷 ×12.4。

血钙和血磷的单位是摩尔浓度(mol/L),原来的单位是百分毫克(mg/dL),钙磷乘积用的单位是百分毫克,因此需要将摩尔浓度换算成百分毫克。

二者的关系是:

钙:1 mg/dL=0.25 mmol/L,即 1 mmol/L=4 mg/dL

磷:1 mg/dL=0.322 9 mmol/L,即 1 mmol/L=3.1 mg/dL

需要注意的是:在计算钙磷乘积时,血钙最好使用校正钙,以免产生不必要的误差和误判。那校正钙怎么算呢?

公式如下:

校正钙公式:校正钙[修正值(mmol/L)]=总血钙[测量值(mmol/L)]+0.02×[40-血中白蛋白浓度(g/L)]

举个例子:总血钙测量值为2.7 mmol/L,血中白蛋白浓度为50 g/L,

则通过公式计算，校正钙为 2.5 mmol/L。

肾友之间白蛋白水平差异很大，因此，在判断个人血钙水平时，需要使用校正钙，或者血清离子钙，以免出现较大的误差或误判。

③ 残肾肾小球滤过率（GFR）和腹膜透析尿素清除指数（Kt/V）计算公式。

残肾 GFR=（肾尿素清除率 + 肾肌酐清除率）÷2；

肾尿素清除率（mL/min）=（尿尿素 / 血清尿素）÷24 h 尿量 ÷1 440

肾肌酐清除率（mL/min）=（尿肌酐 / 血清肌酐）÷24 h 尿量 ÷1 440

尿尿素和血尿素的单位是 mmol/L，尿肌酐和血清肌酐的单位是 μmol/L，尿量单位为 mL。

Kt/V、Ccr 以及腹膜平衡试验（PET）的计算交由透析卫士处理，他们还能根据计算结果进行分析，指导调整方案。

（3）营养食谱及常见食物成分表

根据肾友的身高计算，标准体重 = 身高−105，每日摄入食物需计算热量及相应蛋白质，蛋白质以优质蛋白质（60%～70%）为主。肾友们可以参考表 1，根据自己的身高对号入座，安排食谱。

表 1　蛋白质与食品交换

蛋白质	食品交换 / 份		
0～1 g	油脂类 （10 g，90 kcal）	瓜果蔬菜 （200 g，50～90 kcal）	淀粉类 （50 g，180 kcal）
4 g	坚果类 （20 g，90 kcal）	谷薯类 （50 g，180 kcal）	绿叶蔬菜 （250 g，50 kcal）
7 g	肉蛋类 （50 g，90 kcal）	豆类 （35 g，90 kcal）	低脂奶类 （240 g，90 kcal）

每日饮食结构（一）

姓名＿＿＿＿＿　身高 150 cm　热量 1 350～1 575 kcal

蛋白质 45 g，其中：

优质蛋白质 28 g（4 份）　非优质蛋白质 17 g

饮水量＿＿＿＿＿

① 主食：谷薯类 150 g　淀粉类 0 g

② 蔬菜 500 g（叶类 + 瓜类）　水果 200 g（一个或一小碗）

③ 荤菜 100 g（瘦肉、鱼、虾）

④ 鸡蛋 1 个（50～60 g）

⑤ 牛奶 1 袋或 1 盒（220～250 mL）

⑥ 盐 3 g（不能用低钠盐）；油 30 mL

⑦ 水 = 尿量 + 超滤量 + 500 mL（隐形失水）−1 000 mL（食物中的水分）（如水肿应再减少每日 200～500 mL 的饮水量）

❖ 举例：

　早餐：馒头 1 个、鸡蛋白 1～2 个、牛奶 1 袋

　午餐：米饭大半碗、炒青菜 4 棵、大排半块

　晚餐：米饭大半碗、西葫芦炒肉片（肉片最多 10 片）

每日饮食结构（二）

姓名 _____　　身高 155 cm　热量 1 500～1 750 kcal

蛋白质 50 g，其中：

优质蛋白质 30 g（4.5 份）　非优质蛋白质 20 g

饮水量 _____

① 主食：谷薯类 175 g　淀粉类 0 g

② 蔬菜 500 g（叶类 + 瓜类）　水果 200 g（一个或一小碗）

③ 荤菜 100～150 g（瘦肉、鱼、虾）

④ 鸡蛋 1 个（1 份）或鸡蛋白一个（0.5 份）

⑤ 牛奶 1 袋或 1 盒（220～250 mL）

⑥ 盐 3 g（不能用低钠盐）；油 30 mL

⑦ 水 = 尿量 + 超滤量 + 500 mL（隐形失水）−1 000 mL（食物中的水分）（如水肿应再减少每日 200～500 mL 的饮水量）

❖ 举例：

　早餐：馒头 1 个、鸡蛋白 1 个、牛奶 1 袋

　午餐：米饭 1 碗、炒青菜 4 棵、大排 1 块，苹果 1 个

　晚餐：米饭 1 碗、西葫芦炒肉片（肉片最多 10 片）

每日饮食结构（三）

姓名 _____　　身高 160 cm　热量 1 650～1 925 kcal

蛋白质 55 g，其中：

优质蛋白质 35 g（5 份）　非优质蛋白质 20 g

饮水量 _____

① 主食：谷薯类 175 g　淀粉类 50 g

② 蔬菜 500 g（叶类 + 瓜类）　水果 200 g（一个或一小碗）

③ 荤菜 150 g（瘦肉、鱼、虾）

④ 鸡蛋 1 个（50～60 g）

⑤ 牛奶 1 袋或 1 盒（220～250 mL）

⑥ 盐 3 g（不能用低钠盐）；油 30 mL

⑦ 水 = 尿量 + 超滤量 + 500 mL（隐形失水）−1 000 mL（食物中的水分）（如水肿应再减少每日 200～500 mL 的饮水量）

❖ 举例：

早餐：馒头 1 个、鸡蛋白 1～2 个、牛奶 1 袋

午餐：米饭 1 碗、白菜粉丝、大排 1 块，苹果 1 个

晚餐：米饭 1 碗、西葫芦炒肉片（肉片最多 10 片）

每日饮食结构（四）

姓名 _____ 身高 165 cm 热量 1 800～2 100 kcal

蛋白质 60 g，其中：

优质蛋白质 39 g（5.5 份） 非优质蛋白质 21 g

饮水量 _____

① 主食：谷薯类 175 g 淀粉类 75 g

② 蔬菜 500 g（叶类 + 瓜类） 水果 200 g（一个或一小碗）

③ 荤菜 150～200 g（瘦肉、鱼、虾）

④ 鸡蛋 1 个（1 份）或鸡蛋白 1 个（0.5 份）

⑤ 牛奶 1 袋或 1 盒（220～250 mL）

⑥ 盐 3 g（不能用低钠盐）；油 30 mL

⑦ 水 = 尿量 + 超滤量 + 500 mL（隐形失水）−1 000 mL（食物中的水分）（如水肿应再减少每日 200～500 mL 的饮水量）

❖ 举例：

早餐：馒头 1 个、鸡蛋白 1 个、牛奶 1 袋

午餐：米饭 1 碗、炒青菜 4 棵、肉末粉丝、大排 1 块，苹果 1 个

晚餐：米饭 1 碗、西葫芦炒肉片（肉片最多 10 片）

每日饮食结构（五）

姓名 _____ 身高 170 cm 热量 1 950～2 275 kcal

蛋白质 65 g，其中：

优质蛋白质 39 g（5.5 份） 非优质蛋白质 26 g

饮水量 _____

① 主食：谷薯类 200 g 淀粉类 75 g

② 蔬菜 500 g（叶类 + 瓜类） 水果 200 g（一个或一小碗）

③ 肉类 150～200 g（瘦肉、鱼、虾）

④ 鸡蛋 1 个（1 份）或鸡蛋白 1 个（0.5 份）

⑤ 牛奶 1 袋或 1 盒（220～250 mL）

⑥ 盐 3 g（不能用低钠盐）；油 30 mL

⑦ 水 = 尿量 + 超滤量 + 500 mL（隐形失水）−1 000 mL（食物中的水分）（如水肿应再减少每日 200～500 mL 的饮水量）

❖ 举例：

早餐：菜包 1 个、肉包 1 个、鸡蛋白 1 个、牛奶 1 袋

午餐：米饭 1 碗、炒青菜 4 棵、肉末粉丝、大排 1 块，苹果 1 个

晚餐：米饭 1 碗、西葫芦炒肉片（肉片最多 10 片）

每日饮食结构（六）

姓名_____　身高 **175 cm**　热量 **2 100～2 450 kcal**

蛋白质 **70 g**，其中：

优质蛋白质 **42 g（6 份）**　非优质蛋白质 **28 g**

饮水量_____

① 主食：谷薯类 250 g　淀粉类 50 g

② 蔬菜 500 g（叶类 + 瓜类）　水果 200 g（一个或一小碗）

③ 荤菜 200 g（瘦肉、鱼、虾）

④ 鸡蛋一个（50～60 g）

⑤ 牛奶 1 袋或 1 盒（220～250 mL）

⑥ 盐 3 g（不能用低钠盐）；油 30 mL

⑦ 水 = 尿量 + 超滤量 + 500 mL（隐形失水）−1 000 mL（食物中的水分）（如水肿应再
减少每日 200～500 mL 的饮水量）

❖ 举例：

早餐：菜包 1 个、肉包 1 个、鸡蛋白 1 个、牛奶 1 袋

午餐：米饭 1.5 碗、炒青菜 4 棵、肉末粉丝、大排 1 块，苹果 1 个

晚餐：米饭 1 碗、西葫芦炒肉片（肉片最多 10 片）

每日饮食结构（七）

姓名_____　身高 **180 cm**　热量 **2 250～2 625 kcal**

蛋白质 **75 g**，其中：

优质蛋白质 **46 g（6.5 份）**　非优质蛋白质 **29 g**

饮水量_____

① 主食：谷薯类 275 g　淀粉类 50 g

② 蔬菜 500 g（叶类 + 瓜类）　水果 200 g（一个或一小碗）

③ 肉类 200～250 g（瘦肉、鱼、虾）

④ 鸡蛋 1 个（1 份）或鸡蛋白 1 个（0.5 份）

⑤ 牛奶 1 袋或 1 盒（220～250 mL）

⑥ 盐 3 g（不能用低钠盐）；油 30 mL

⑦ 水 = 尿量 + 超滤量 + 500 mL（隐形失水）−1 000 mL（食物中的水分）（如水肿应再
减少每日 200～500 mL 的饮水量）

❖ 举例：

早餐：菜包 1 个、肉包 1 个、鸡蛋白 1～2 个、牛奶 1 袋

午餐：米饭 1.5 碗、炒青菜 4 棵、肉末粉丝、大排 1 块，苹果 1 个

晚餐：米饭 1 碗、西葫芦炒肉片（肉片最多 10 片）

高钾食物：

一些蔬菜：海带、紫菜、菠菜、空心菜、土豆、山药、番茄等。

一些水果：香蕉、橘子、西瓜、杏、梨等。

其他：坚果类、豆类、薯类、干菜类、菌菇类等。

避免摄入咖啡、浓茶、蜜饯等。

高钾血症饮食建议：

① 不食用果汁、菜汤或肉汤。

② 蔬菜水煮 3 分钟后再炒。

③ 薯类切片后泡水 20 分钟后汁液倒掉。

④ 果仁、蜜饯含丰富的钾，应减少食用。

⑤ 冷冻食品比新鲜食品含钾量少 1/3。

高磷食物：

动物蛋白（肉类、蛋类及乳制品）、植物蛋白（豆类）、无机磷（食品添加剂）。

谷薯类：荞麦、燕麦、黑米、莜麦、高粱、青稞等。

豆类：黑豆、黄豆、绿豆、青豆、豆腐干等。

肉蛋奶类：松花蛋、鸭蛋、鸡蛋黄、海米、干贝、虾、鳕鱼、腊肉、猪肝、奶酪等。

坚果类：核桃、腰果、榛子、花生、开心果、西瓜籽、芝麻、葵花籽等。

蔬菜水果：花椰菜、苋菜、豌豆苗、口蘑、石榴、椰子等。

加工食品及饮料：火腿肠、三明治、汉堡、巧克力、咖喱粉、芝麻酱、啤酒、咖啡、奶茶、可乐、红茶等。

降磷技巧：

煮鸡蛋：弃蛋黄、吃蛋白。

水煮肉法：将肉汤弃去，食肉，少喝肉汤。

捞米饭。

配合服用磷结合剂：钙片、碳酸镧（餐中嚼服）；司维拉姆（餐中整颗吞服）。

表 2　常见食物成分表（按每种食物 100 g 计）

类别	名称	水分/g	蛋白质/g	脂肪/g	碳水化合物/g	热量/kcal	钙/mg	磷/mg	钾/mg	钠/mg
	1. 稻米（糙）	13.0	8.3	2.5	74.2	353	14	285	172	1.7
	2. 稻米	13.0	7.8	1.3	76.6	349	9	203	110	3.5
	3. 富强粉	13.0	9.4	1.4	75.0	350	25	162	127	1.3
	4. 标准粉	12.0	9.9	1.8	74.6	354	38	268	195	1.8
	5. 面条	33.0	7.4	1.4	56.4	267	60	203	—	—
	6. 挂面	14.1	9.6	1.7	70.4	324	88	260	—	—
	7. 馒头（富强粉）	44.0	6.1	0.2	48.8	221	19	88	—	—
	8. 馒头（标准粉）	44.0	9.9	1.8	42.5	226	38	368	—	—
豆谷类	9. 烧饼	34.0	7.4	1.4	55.9	266	29	200	—	—
	10. 火烧	34.0	7.2	2.6	54.5	270	43	171	—	—
	11. 油条	31.2	7.8	10.4	47.7	316	25	153	411	1 230
	12. 小米	11.1	9.7	3.5	72.8	362	29	240	239	1.9
	13. 玉米面	13.4	8.4	4.3	70.2	353	34	—	494	1.6
	14. 窝窝头	54.0	7.2	3.2	33.3	191	33	151	—	—
	15. 黄豆	10.2	36.6	18.4	25.3	412	367	571	1 810	1.0
	16. 小豆	9.0	21.7	0.8	60.7	337	76	386	1 230	1.9
	17. 绿豆	9.5	23.8	3.5	58.8	335	80	360	1 290	2.1

附 录

续表

类别	名称	水分 /g	蛋白质 /g	脂肪 /g	碳水化合物 /g	热量 /kcal	钙 /mg	磷 /mg	钾 /mg	钠 /mg
豆谷类	18. 豆浆	91.8	4.4	1.8	1.5	40	25	45	110	6.1
	19. 豆腐脑	91.3	5.3	1.9	0.5	40	20	56	—	—
	20. 豆腐（南）	90.0	4.7	1.3	2.8	60	240	64	130	4.6
	21. 豆腐（北）	85.0	7.4	3.5	2.7	72	277	57	163	8.6
	22. 油豆腐	45.2	24.6	20.8	7.5	316	156	299	149	17.6
	23. 豆腐干	64.9	19.2	6.7	6.7	164	117	204	160	835.0
	24. 豆腐干（熏）	65.2	18.9	7.4	5.9	166	102	205	162	959.0
	25. 腐竹	7.1	50.5	23.7	15.3	477	280	598	705	16.6
	26. 豆腐丝	59.0	21.6	7.9	6.7	184	284	291	1 306	57.6
	27. 红腐乳	55.5	14.6	5.7	5.8	133	167	200	269	—
	28. 粉条	0.1	3.1	0.2	96.0	398	—	—	139	—
	29. 黄豆芽	77.0	11.5	2.0	7.1	92	68	102	330	47.0
	30. 绿豆芽	91.9	3.2	0.1	3.7	29	23	51	160	19.0
蔬菜类	31. 甘薯	67.1	1.8	0.2	29.5	127	18	20	503	4.0
	32. 马铃薯	79.9	2.3	0.1	16.6	77	11	64	502	2.2
	33. 山药	82.6	1.5	—	14.4	64	14	42	452	31.9
	34. 胡萝卜	89.6	0.6	0.3	7.6	35	32	30	217	66.0

续表

类别	名称	水分 /g	蛋白质 /g	脂肪 /g	碳水化合物 /g	热量 /kcal	钙 /mg	磷 /mg	钾 /mg	钠 /mg
	35. 白萝卜	91.1	0.6	—	5.7	25	49	34	196	71.0
	36. 红萝卜（大）	91.9	0.8	0.1	6.6	30	61	28	280	58.0
	37. 苤蓝	93.7	1.6	—	2.7	17	22	33	298	40.0
	38. 姜	87.0	1.4	0.7	8.5	46	20	45	387	—
	39. 冬笋	88.1	4.1	0.1	5.7	40	22	56	587	1.6
	40. 大白菜	95.4	1.1	0.2	2.4	16	41	35	199	70.0
	41. 小白菜	93.3	2.1	0.4	2.3	21	163	48	274	92.0
	42. 油菜	93.5	2.6	0.4	2.0	22	140	30	346	66.0
蔬菜类	43. 圆白菜	94.4	1.1	0.2	3.4	20	32	24	200	45.0
	44. 雪里蕻	91.0	2.8	0.6	2.9	28	235	64	401	41.9
	45. 菠菜	91.8	2.4	0.5	3.1	27	72	53	502	98.6
	46. 莴苣笋	96.4	0.6	0.1	1.9	11	7	31	318	31.0
	47. 茴香菜	92.9	2.3	0.3	2.2	21	159	34	321	187.0
	48. 芹菜	94.3	2.2	0.3	1.9	19	160	61	163	328.0
	49. 韭菜	92.0	2.1	0.6	3.2	27	48	46	290	11.7
	50. 韭黄	93.7	2.2	0.3	2.7	22	10	9	197	4.2
	51. 青蒜	89.4	3.2	0.3	4.9	35	30	41	340	11.1

附　录

续表

类别	名称	水分/g	蛋白质/g	脂肪/g	碳水化合物/g	热量/kcal	钙/mg	磷/mg	钾/mg	钠/mg
蔬菜类	52. 蒜苗	86.4	1.2	0.3	9.7	46	22	53	183	5.3
	53. 大蒜	69.3	4.4	0.2	23.6	113	5	44	130	8.7
	54. 大葱	91.6	1.0	0.3	6.3	32	12	46	466	3.5
	55. 小葱	92.5	1.4	0.3	4.1	25	63	28	226	7.7
	56. 葱头	88.3	1.8	—	8.0	39	40	50	138	6.7
	57. 茭白	92.1	1.5	0.1	4.6	25	4	43	284	7.3
	58. 菜花	92.6	2.4	0.4	3.0	25	18	53	316	38.2
	59. 南瓜	97.8	0.3	—	1.3	6	11	9	69	11.0
	60. 冬瓜	96.5	0.4	—	2.4	11	19	12	136	7.5
	61. 黄瓜	96.9	0.6	0.2	1.6	11	19	29	234	14.0
	62. 茄子	93.2	2.3	0.1	3.1	23	22	31	214	1.2
	63. 番茄	95.9	0.8	0.3	2.2	15	8	24	191	5.2
	64. 辣椒	92.4	1.6	0.2	4.5	26	12	40	300	12.0
	65. 柿子椒	93.9	0.9	0.2	3.8	21	11	27	180	9.4
	66. 大头菜	50.3	4.0	—	23.5	110	354	123	981	—
	67. 芥菜头（酱）	71.6	2.8	—	9.9	51	109	65	332	42.0
	68. 花生（炒）	3.4	26.7	41.2	23.0	573	71	399	1 004	—

类别	名称	水分/g	蛋白质/g	脂肪/g	碳水化合物/g	热量/kcal	钙/mg	磷/mg	钾/mg	钠/mg
油类	69. 猪油	1.0	—	99	—	891	—	—	—	—
	70. 植物油	—	—	100	—	900	—	—	—	—
	71. 猪肉（肥瘦）	29.3	9.5	50.8	0.9	580	6	101	330	11.0
	72. 猪肉（肥）	6.0	2.2	90.8	0.9	830	1	26	162	—
	73. 牛肉（肥瘦）	68.6	20.1	10.2	—	172	7	170	378	—
鱼肉类	74. 羊肉	58.7	11.1	28.8	0.6	307	—	—	249	—
	75. 大黄鱼	81.1	17.6	0.8	—	78	33	135	227	59.0
	76. 墨鱼	84.0	13.0	0.7	1.4	64	14	150	150	117.0
	77. 河螃蟹	71.0	14.0	5.9	7.4	139	129	145	259	—
	78. 海带	12.8	8.2	0.1	56.2	258	1 177	216	1 503	—
	79. 紫菜	10.3	28.2	0.2	48.5	399	343	457	1 640	670.0
乳制品	80. 牛乳（淡）	74.0	7.8	7.5	9.0	135	240	195	157	49.0
	81. 牛乳粉（全）	2.0	20.2	30.6	35.5	522	1 030	883	—	—
禽肉类	82. 鸡	71.2	21.5	2.5	0.7	111	11	190	340	12.0
	83. 鸡蛋	71.0	14.7	11.6	1.6	170	55	210	60	73.0
	84. 松花蛋	71.7	13.1	10.7	22	158	58	200	70	740.0
糕点类	85. 蛋糕（烤）	—	7.9	4.7	65.0	319	41	173	—	—

续表

类别	名称	水分/g	蛋白质/g	脂肪/g	碳水化合物/g	热量/kcal	钙/mg	磷/mg	钾/mg	钠/mg
水果类	86. 西瓜	94.1	1.2	—	4.2	22	6	10	124	2.0
	87. 甜瓜	92.4	0.4	0.1	62.0	27	29?	10?	247	3.6
	88. 柑橘	85.4	0.9	0.1	12.8	56	56	15	199	1.4
	89. 柚	84.8	0.7	0.6	12.2	57	41	43	—	—
	90. 苹果	84.6	0.4	0.5	18.0	56	11	9	110	1.4
	91. 杏	85.0	1.2	—	11.1	49	26	24	370	21.0
	92. 李	90.0	0.5	0.2	8.8	39	17	20	176	0.7
	93. 草莓	90.7	1.0	0.6	5.7	32	32	41	135	1.0
	94. 樱桃	89.2	1.2	0.3	7.9	39	—	—	258	0.7
	95. 葡萄	87.9	0.4	0.6	8.2	40	4	7	124	2.4
	96. 枣（鲜）	73.4	1.2	0.2	23.2	99	14	23	245	6.4
	97. 枣（干）	19.0	3.3	0.4	72.8	308	61	55	430	81.0
	98. 鸭梨	89.3	0.1	0.1	9.0	37	5	6	115	0.7
	99. 桃	87.5	0.8	0.1	10.7	47	8	20	252	0.7
	100. 荔枝（鲜）	84.8	0.7	0.6	13.3	61	6	34	193	0.6
	101. 枇杷	91.6	0.4	0.1	6.6	29	—	—	157	0.5
	102. 香蕉	77.1	1.2	0.6	19.5	88	9	31	472	0.6
	103. 菠萝	89.3	0.4	0.3	9.3	42	18	28	147	0.6

（4）透析小程序的使用

① 打开微信，下拉界面。

② 搜索小程序"芝麻 online"。

③ 点击登录，输入姓名及身份证，与相关医院绑定（也可以直接到医院扫微信二维码绑定小程序）。

④ 可在"我的档案"中查看既往随访、评估记录及报告单；每日可在"健康管理"栏内填写血压、血糖、饮水量体重以及透析记录，数据将实时传递到透析卫士的信息平台。

（5）公共卫生事件的应对

① 做好医保备案，增加单次配药数量，放宽提前配药时间。

② 关注医院动态消息是否有配药快递到家服务以及腹透液配送服务。

③ 重视日常紫外线消毒，规范戴口罩，勤洗手。

④ 防疫物资备齐全，规范操作不放松。

⑤ 作息规律、合理营养、室内别忘做运动，强身健体保平安。

⑥ 借助互联网医院平台，远程管理，通过 APP、电话、微信等方式与医护人员保持联系，积极预防并发症，调整心态积极应对。